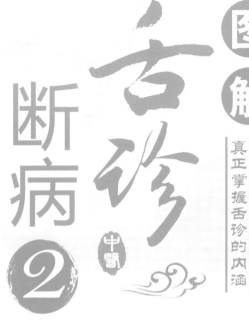

图解

舌诊 中医

断病 ②

又快又准的望舌诀窍
真正掌握舌诊的内涵

来要水 来要良 著

人民卫生出版社

图书在版编目（CIP）数据

图解舌诊断病 . 2/来要水，来要良著 . —北京：
人民卫生出版社，2019
ISBN 978-7-117-27279-7

Ⅰ.①图… Ⅱ.①来… ②来… Ⅲ.①舌诊 – 图解
Ⅳ.①R241.25-64

中国版本图书馆 CIP 数据核字（2019）第 191585 号

人卫智网	**www.ipmph.com**	医学教育、学术、考试、健康， 购书智慧智能综合服务平台
人卫官网	**www.pmph.com**	人卫官方资讯发布平台

图解舌诊断病 2

著　　者：来要水　来要良
出版发行：人民卫生出版社（中继线 010-59780011）
地　　址：北京市朝阳区潘家园南里 19 号
邮　　编：100021
E - mail：pmph @ pmph.com
购书热线：010-59787592　010-59787584　010-65264830
印　　刷：北京盛通印刷股份有限公司
经　　销：新华书店
开　　本：889×1194　1/32　印张：6.5
字　　数：151 千字
版　　次：2019 年 1 月第 1 版　2024 年 3 月第 1 版第 9 次印刷
标准书号：ISBN 978-7-117-27279-7
定　　价：39.80 元

打击盗版举报电话：**010-59787491**　**E-mail：WQ @ pmph.com**
（凡属印装质量问题请与本社市场营销中心联系退换）

内 容 提 要

您是否对舌诊已有初步了解，本书将带您一起实操起来！

感悟对常见病、多发病的判断，更有舌诊下体质养生的对号入座！

又快又准的望舌诀窍，读懂舌与五脏间的亲密关系，舌质→→舌苔→→舌底血管脉络，真正掌握舌诊的内涵。通过对近30种常见病症的详细解读，带您体验舌诊断病的奥秘！

全书采用图表结合的形式，简洁明了，一目了然，把多年的临床经验汇总在一起，详加分析，步步为营，让您领略"病家不用开口，便知疾病有没有"的舌诊神奇境界。

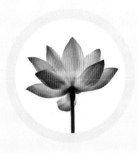

辨舌质可辨五脏之虚实，
视舌苔可观察六淫之浅深。
——《辨舌指南》

前　言

　　舌诊在中医"四诊"中作为望诊内容之一，是通过观察舌头色泽、形态的变化来分清寒热虚实，判断正气盛衰，分辨病位深浅，区别病邪性质，推测病情进退，达到洞观五脏，为辨证论治的重要依据之一。经过多年舌诊研究积累，在诊病过程中，通过舌头进行断病、断症不再神秘，另外用药前后的舌质、舌苔改变也为临床进一步用药起前瞻性指导作用。全书采用图表结合的形式，简洁明了，一目了然，把多年的临床经验汇总在一起，详加分析，步步为营，让您领略"病家不用开口，便知疾病有没有"的舌诊神奇境界。

　　昔叹中医之海浩瀚无边，前期的《图解舌诊断病》受到众多读者喜爱，更期望本书也能带给大家震撼，成为广大中医爱好者、初学者的床头书和良师益友。如果说前一本书是教会您认识舌诊，那么本书则是带您一起实操起来！感悟对常见病、多发病的判断，更有舌诊下体质养生的对号入座。"师傅领进门，修行靠个人"，本书抛砖引玉，不当之处期望指正，也希望广大医务工作者及爱好者"撸起袖子"，共同走进神秘的舌诊世界。

编者

2018 年金秋于北京

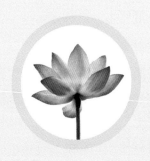

　　医之良，在工巧神圣；医之功，在望闻问切；
医之学，在脉药方症。
　　　　——清·陈清淳《蜀中医纂·习医规格》

目　录

目 录

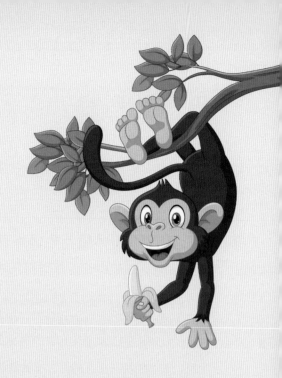

　　如果把香蕉和钱放在猴子面前，猴子会选择香蕉，因为猴子不知道，钱可以买很多香蕉。

　　在现实中，如果把钱和知识放在人面前，人们往往会选择钱，因为太多的人不知道，知识可以创造更多的钱和幸福。

——知识决定前途！

第壹章

初学舌诊必知

第一节　我的舌诊之路

　　我当时在读大学的时候比较苦，说到苦是上学苦，没有钱读大学，也没有钱吃饭，瘦到 70 来斤，以致后来到医院工作和大家一块吃饭的时候不带抬头的，只管闷头吃饭，狼吞虎咽，也不知道多和大家聊天，只感觉人生最大的幸福莫过于吃饱。上学期间，我基本上把北京中医药大学图书馆里的书都读了个遍，听着很不相信吧？我只知道"书中自有黄金屋，书中自有颜如玉"，书是我的老师，通过读书可以提高自我，改变自我。我倒要看看"中医一入深似海，从此能否改变我"，所以很多知识都是读书读出来的。

　　"书山有路勤为径，学海无涯苦作舟"，怎么能让病人相信你？那就是"技术决定前途"，这是我在北京中医药大学读书期间讲《伤寒论》的肖相如老师送给我的话。都说老中医老中医，中医越老越吃香，自己又那么年轻，病人怎么能信任你呢？这些都是很现实的问题。技术，技术，靠自己的技术吃饭，这是铁饭碗。《难经》云：

　　　　望而知之谓之神，

　　　　闻而知之谓之圣，

　　　　问而知之谓之工，

　　　　切而知之谓之巧。

　　"望"的技术被老祖宗认为是最牛的，排在四诊首位，还被称为"神技"。喜欢看武侠、听评书或者爱看电视的朋友就会听到或者看到，大侠级人物相遇时互相介绍是这样的：

　　一个抱拳说："在下秦叔宝"，

另一个介绍："在下程咬金"。

亮山门凭的都是真本事，对吧。"扁鹊见齐桓公"中扁鹊仅仅瞟了瞟齐桓公，也没有摸脉，也没有问诊，而知齐桓公病在腠理，在肌肉，在筋脉，在骨髓，这种高超的"透视"本领，是中医望诊的最高境界，而我认为扁鹊是中医"亮山门"的大伽。

如果我一望这个人就能知道对方有啥病，那将是与扁鹊比肩级的人物呀！就从望诊开始，前进，前进，再前进；努力，努力，再努力吧！

咱就学望吧，可咋学，一头雾水呀。看看女同志们都把脸画得如画一般，掩盖了面部的颜色，怎能"望而知之"呢？都掩盖了实情。不行，需要换换思路，一般很少有人给舌头化妆吧？而舌诊就成了我现在从医"亮山门"的"惊"或者"震"字诀。

古医书有关舌诊的病候记载零零散散，随着对舌头上每个部位的病症摸索，准确与否一一在病人身上印证，瑕疵之处一一订正。比如舌尖红，代表的是心肺有火，一一总结出清肺热和清心火的相关方剂。而一旦又有舌两边红，那么就属于木生火的病症，舌边属肝胆属木，只有木才能生火，这种情况下就要告诉病人是肝火旺所造成的口干口苦以及失眠等症，用方用药以清肝火为主，需要与单单舌尖红的心火旺所致的病症加以区别。舌尖红不会出现眼干、眼涩的干眼症，多以口干口苦为主。心火旺用方用药，肺热旺用方用药，孰轻孰重，一一别类鉴之。而又有舌边红肝胆火旺者，舌尖不红心火不旺者的舌象，其用方用药，一一归类总结。又有舌边舌尖均红的用方用药等，是浅红还是深红，一一鉴别。

在舌诊的追梦路上，真是孤独相伴。

很多人寄期望于老师，还有些人能够师承，那么其他人呢？"师傅领进门，修行靠个人"，我自从进了大学校门，都是靠自己，学校本身就是个平台，很好的平台，我们往往妄自菲薄，其实路就在自己脚下，金子就在自家的后花园里。

读过一段短文——

成功的路上没有人会叫你起床，

也没有人为你买单，

你需要自我管理、自我约束、自我学习、自我成长、自我突破！！

人都是逼出来的，

人的潜能无限，

安于现状、故步自封，

你将逐步被淘汰；

逼自己一把，

突破自我，

你将创造奇迹！！

我就是逼自己上进、上进，每天让自己进步百分之一，想让自己临床断病如神，想让自己的临床技术如虎添翼，就是这样简简单单的想法，默默无闻的前进、前进……

第二节 舌头与五脏间的亲密关系

中医临床上，很讲究"望闻问切"四诊合参，而舌诊又有其独特的魅力，它是人体五脏六腑反映在体表的一面镜子，不但能反映体内脏腑的盛衰，还能知晓各个脏腑部位的疾病情况。在临床上，病人伸出舌头，我就基本了解病人的体质情况了，甚至会直接告诉他是心脏不好还是消化不好，另外舌头还能反映出一个人的性格，大家可能认为这是吹牛皮不报税吧，比如说一个人舌头瘦长，这样的人往往心思重，心眼小，心气儿高，为什么这样说呢？因为这样的人，长期多思多虑后，耗伤气血，气血不足或者因为火气太旺后，伤津耗液而造成舌头变细、变长、变瘦，而病人往往以为遇到神医，叹其神技，然后感叹中医学的博大精深。其实不然，你只要在临床上总结得多了，这些都会豁然开朗，如淡胖舌到胖大舌，然后再到胖大齿痕舌，这些都是人体气血不足，然后到脾虚湿盛层层渐进的过程，最后都表现在舌头上了，通过对舌头这些表现的描述，我们就能很清楚地知道人体内气血以及脾虚湿盛的程度，进而指导临床用药和了解病人体质情况。

很多人去看中医都会遇到这样的情况，要吐一下舌头，那么为什么中医要看舌头呢？

舌诊，就是通过观察舌头颜色、形态的变化来辅助诊断及鉴别的一个简单有效的方法。中医认为"舌为心之苗"，脾之外候，舌苔由胃气蒸腾而生。如果我把舌头比作一个庄稼地，那么这块庄稼地可能会干旱，可能会潮湿，也有可能有些地方干旱、潮湿兼有。而这些地方的不同表现通通是我们脏腑在舌尖、舌中、舌根各个地方不同的映射。脏腑通过经脉与舌相联系，手少阴之别系舌本，足少阴之脉挟舌本，足厥阴之脉络舌本，足太阴之脉连舌本，散舌下，人体经络与舌相连，使得人体内脏若有病变，就可以非常直观地反映在舌头上，通过观察舌质和舌苔的形态、色泽、润燥等，以此判断疾病的性质、病势的浅深、气血的盛衰、津液的盈亏及脏腑的虚实等。因此，学会看舌，可以帮你更加了解自己的健康状况。

第三节　舌头能分析出你体质盛衰

1. 判断邪正盛衰　如舌质红润，主气血旺盛，表明营养丰盛；舌色淡白，为气血两虚，营养缺失。

2. 区别病邪性质　一块烙铁被烧红，我们知道是因为被加热了，同样的道理，我们体内的气血被加热后，我们叫上火。上火后的舌头就会表现为红色，从舌红到舌红绛，到有些人感觉舌头涩辣辣的，甚至出现舌头裂纹深沟，这都是火邪致病由轻到重的程度问题。而舌苔会随着火邪的程度，由白苔变为黄苔甚至灰黑而干燥，就像我们烙饼，随着火的加热饼会由白色而慢慢变成黄色，再由黄色慢慢变为焦黄，再由焦黄变为黑色，这些都是火热所致。我记得小时候在农村，家家户户都没有暖气，孩子们的小手会被冻得青紫，这是受寒所致。那么寒邪所致的舌头也会表现出淡紫，舌苔呢？或白或灰黑而滑腻。其实中医的理论都是道法自然，来自于自然界。

3. 分辨病位浅深　我们体内的病邪如果在表，舌苔多为薄苔；随着病邪深入入里，就会逐渐形成厚苔。舌红则邪尚在气分；舌绛紫则邪已深入营血。

4. 判断病势与预后，推断病势进退　如苔色由白转黄，苔质由薄转厚，由润转燥，多为病邪由表入里，由轻变重，由寒化热，为病进。反之，则为病邪渐退。

在估计病情预后上，如舌荣有神，舌面有苔，舌态正常者，为邪气未盛，正气未伤，胃气未败，预后较好；若舌质枯晦，舌苔无根，舌态异常者，为正气亏虚，胃气衰败，病情多凶险。

第四节　观舌秘法

舌能直观地反映身体的症状，是一个特别微妙的器官。舌与内脏相联系，可以观察到体内脏腑的运行状况，学会舌诊大家可以自己筛查，发现问题可以及时就医。

观舌时，舌头要自然伸出，最好选择在充足的自然光线下进行。正常人舌体柔软灵活，颜色淡红，富有生气，舌体表面还铺有一层薄薄的舌苔，呈白色，干湿适度，舌底血管脉络粗细度适中且平滑，长度不超过舌底 1/2。各种舌相，反映人体的不同状况，看舌相，还要注意季节，判断时要做调整。

观察舌头应该从舌质、舌苔以及舌底的血管脉络等几方面进行。其中，舌质包括舌头的大小、形状、颜色、厚薄度、软硬度以及表面裂纹情况；舌苔包括颜色、润泽度、厚薄度以及是否有苔斑；舌底血管脉络主要从长短粗细进行观察。

伸出舌头的时候也要注意，应该缓慢伸出，不宜太快太紧张，伸出后放在嘴唇边上，尽量放松。注意舌头伸出时的形态，其实也是对舌态的观察。

第五节　读懂舌头定位密码

一个医生往往通过舌诊就能告诉你是哪个脏腑虚弱，哪个脏腑有火等，这些全都离不开舌头与脏腑之间的密切联系。就像我们在看地图的时候，哪里是北京，哪里是西藏，哪里是海南一样一目了然，各个脏腑通通在舌头上，有固定的金銮宝座。来，看看各个脏腑在舌头上的位置吧，一般情况下舌尖代表心肺，舌中代表脾胃，舌根代表肾，舌两侧代表肝胆，在不同的位置上通过舌淡、舌红、舌紫暗等外在表现，来破译各脏腑的密码。各脏腑在舌头上的表现如下图。

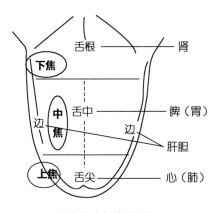

舌诊脏腑部位分属图

不过这种粗略的分法并不能让你定位更加准确，通过临床摸索，我把舌诊定位更加明晰化，以三焦、脏腑为准则，进行分部、分类定位，进而达到望了舌头就能了解病人身体的哪一部分有问题，再加上通过舌质、舌苔的判断，就可以开药方。基本上可以做到：不用病家开口，便知疾病有没有的效果。这就是我所创的"来氏舌头定脏法"。师傅领进门，修行靠个人，看着非常简单，其实还是要在实践中加强研习，一眼能洞悉舌头的根本，进而达到望而知之的较高境界。

首先，我们把舌分为上焦、中焦和下焦三部分，那么每一部分代表的脏腑部位是不一样的，上焦代表的是咽喉、心肺、肩膀、颈椎、乳腺和头部；中焦代表脾胃、肝胆和腹部；而下焦代表的是肾、输尿管、膀胱、子宫以及双下肢。舌的左半部分代表身体相应部位的左半部分，舌的右半部分代表身体相应部位的右半部分。具体如下。

舌与人体及内脏的对应关系

分类		部位	代表人体部位
上焦（舌前1/3）	以舌中为中线，分为左边舌，代表左半身；右边舌，代表右半身	舌尖中部	咽喉、心、颈椎
		舌尖左部位	左头、左耳、左肩、左肺、左乳腺
		舌尖右部位	右头、右耳、右肩、右肺、右乳腺
中焦（舌中1/3）		舌中	脾胃
		舌边左部位	左腹部、肝胆
		舌边右部位	右腹部、肝胆
下焦（舌后1/3）		舌根中部	膀胱、子宫、前列腺
		舌根左部位	左肾、左输卵管、左盆腔
		舌根右部位	右肾、右输卵管、右盆腔

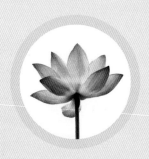

善言天者，必有验于人；善言古者，
必有合于今；善言人者，必有厌于己。
　　　　——《黄帝内经·素问·举痛论》

第

贰

章

舌头的前世今生

任何舌象的形成就像一个孩子的成长史，有各形各色的变化和成因。在看舌的时候一定要知道正常舌，然后才知道在正常舌的基础上发生病理变化后所造成的舌是什么样子。万丈高楼平地起，没有基础永远是空中楼阁，这样才能以不变应万变，只有读懂舌诊所内涵的本质东西，我们才能更好地去用药用方，指导病人的健康，也才能达到伸舌便知病情、惊掉下巴的叹为观止的境界。

一旦病人把舌头伸出来的时候，我们的眼睛就要像照相机一样快速地启动拍照功能，快速地把舌头上的舌质、舌色等所有资料全部储存到大脑当中，然后进行快速的分析。学生经常会问我你怎么能这么快速地说出病人这么多症状？只因唯手熟尔。望舌断病的方法非常快速，一天下来，上百个病人都不成问题，病人太多的情况下，不会等待你磨磨叽叽的分析。那么就要求我们的医生，熟能生巧，望而知之，但万变不离其宗，掌握望舌断病的技巧和方法非常重要，我们先从望舌顺序开始：舌质→→舌苔→→舌底血管脉络，进行望舌学习。

第一节　望舌质

一、望神

俗话说：工欲善其事，必先利其器。我们要练就一双识舌的慧眼，就要从基本功开始，而舌有无气色，有无灵光，就要看舌有无神。望舌神分为有神和无神。有神舌荣润红活，有生气，有光泽，蕴含着我们人体整个的精、气、神在里面；而无神舌枯晦死板，无生气，失光泽，说明我们人体脏腑精、气、神的丧失。有神舌和无神舌，提示机体疾病康复趋势的"好"和"坏"。

有神——舌头显得荣润红活，有生气，有光泽。预后较好，属于善候。

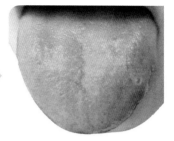

无神——舌头显得枯晦死板，无生气，失光泽。预后不好，属于恶候。

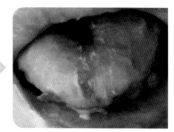

二、望舌色

望舌色，指观察舌颜色的变化，常见的有淡白舌、淡红舌、红舌、绛舌、紫舌、青舌六种。通过舌色的变化我们能了解到脏腑的盛衰。

（一）淡白舌

淡白舌——舌色浅淡，白色偏多，红色偏少，甚至全无血色，就像河无水，舌质亦无血色一样。

气血两虚（淡白，舌体瘦薄）

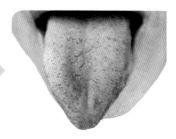

阳虚寒湿（淡白湿润，舌体胖嫩） ▶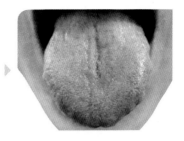

气血不足

气血不足即中医学中所说的气虚和血虚。气虚就会出现全身没劲儿，但它并不代表西医所说的贫血，在中医上气虚即脏腑功能虚弱后所表现出来的一系列症候群，看看以下几条你中枪了吗？

1. 畏寒肢冷。

2. 头晕，无力，耳鸣。

3. 精神萎靡，疲倦乏力。

4. 心悸气短。

以上是气虚，而血虚又有什么表现呢？

1. 面色无华，萎黄。

2. 皮肤干燥。

3. 毛发枯萎。

4. 指甲干裂。

5. 视物昏花。

6. 手足麻木。

7. 失眠健忘。

8. 精神恍惚、无精打采等。

气血不足属气血同病。一旦气血亏虚就会在我们人体表现为形体失养，神疲乏力、气短懒言、面色淡白或萎黄、头晕目眩、唇甲色淡、心悸失眠、舌淡脉弱等为常见证候。就像一块庄稼地里边的庄稼，水分不足了，庄稼都开始枯萎了一样。

阳虚

阳虚就像没有阳光的日子一样，天气阴暗寒凉，而在人体则指机体阳气虚衰，功能减退或衰弱，代谢活动减退，机体反应性低下，阳热不足出现虚寒的征象，常见的有胃阳虚、脾阳虚、肾阳虚等。而阳虚都有哪些共性表现呢？

1. 畏寒肢冷。
2. 面色苍白。
3. 大便次数多，溏薄。
4. 小便清长，遇寒尿频加重。
5. 脉沉微，无力等。

寒湿

寒湿多为脾虚和肾阳不足导致，多有鼻流清涕，手、脚长年冰冷，脚踝浮肿，四肢关节冷痛、颈肩酸痛、肩周炎、腰酸背痛等症状。

其实对于寒湿来说，人体的内、外、上、下，各个部位都有不同表现，只是说针对不同表现，我们所叫的名字不同而已。

在头部，我们会表现头沉而紧痛，治疗上，中医往往选用黄芪桂枝茯苓细辛汤来达到驱寒外出的目的；在鼻子，我们会表现为流清水鼻涕，而这个病往往在现代医学中属于过敏性鼻炎的一种，治疗方面选一些开瑞坦等抗过敏的药物，但是体内的寒湿还是没有被清除掉，往往没有得到根本的诊治，而中医常用小青龙汤加减来治疗清水鼻涕性的过敏性鼻炎；在咽部，往往会表现为晨起有少量的白黏痰，这属于西医慢性咽炎的一种，而这种往往需要和中医的梅核气进行鉴别（梅核气一般不会出现黏痰），中医往往用甘草干姜汤加减来治疗，本方的药量需要非常大才行。

寒湿不但会到达人体的上部，还会到达人体的中部，在人体的中部胃脘部，脾胃受凉后运化功能和升降功能就会减弱，往往出现胃脘胀满，更甚的会感觉胃脘部有震水声或者水走肠间，往往选用理中丸或者附子理中丸从温阳健脾上来治疗，西医往往用改善菌群的方法来调治，但改善菌群并没有把脾胃的寒湿给清除掉，所以一旦撤掉药物后，病情往往又会反复。

而寒湿一旦到达腰部，也就是我们所说的肾，会出现什么情况呢？我们称之为尿频，或者叫小便清长，尤其夜间或者遇到寒凉的情况下就会加重，西医遇到这种情况，往往会感到很无奈，提供的最佳治疗方案就是长期携带"尿不湿"，别走远，及时找厕所，中医治疗上多选用金匮肾气丸或者苓桂术甘汤，或者五苓散，或者肾着汤等；而在妇科，女性的白带就会增多，我们往往选用完带汤加减来治疗。这些都是寒湿在五脏的表现和治疗方法。

寒湿还会到达人体的关节和肌肉，在关节，有些人往往会出现关节冷痛，甚至变形，而西医往往用相关的激素来治疗，请问激素能活血化瘀吗？能祛寒散湿吗？均未从根本上解决。

总之，寒湿侵犯人体的部位不同，那么所造成的疾病我们叫的名字也不同，万变不离其宗，随证治之罢了。

（二）淡红舌

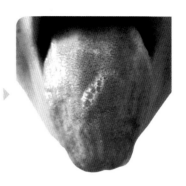

舌色淡红，白里透红，明润光泽。正常舌象，气血调和。

（三）红舌

舌色鲜红，较常色红，一般多为热象。

| 实热（鲜红起芒刺，兼有黄厚苔） | 虚热（鲜红少苔或无苔，或有裂纹） |

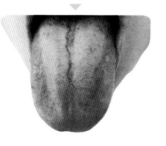 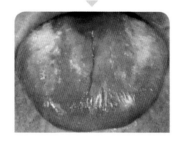

实热

实热多由于外感六淫（风、寒、暑、湿、燥、火）所致，此外，精神过度刺激、脏腑功能活动失调亦可引起。一般我们称之为"上火"。

患者表现为——

1. 面红目赤。

2. 口唇干裂。

3. 口苦燥渴。

4. 口舌糜烂。

5. 咽喉肿痛。

6. 牙龈出血。

7. 鼻衄出血。

8. 耳鸣、耳聋，甚至耳朵流脓水。

9. 身热烦躁。

10. 尿少便秘。

11. 尿血便血。

很多人很不理解，为什么应该好好待在血管里边的血反而不老实，出现出血现象呢？其实有一个很自然的现象，那就是我们烧水壶的盖为什么在加热的情况下，水壶盖儿会被顶开呢？道理是一样的，没有热力十足、没有热力四射，血管怎么会那么容易就被顶破呢？所以，一些上火的女同志往往会出现月经提前的情况。这在中医学中，就是所说的热迫血行现象。很多人牙龈出血、鼻子出血，口干舌燥，其实，多喝水，或者选用一些清热泻火药，把火清了，问题就解决了，也有一部分人会出现血液疾病的问题，需要进一步辨证治疗。

❀ 虚热

虚热在《诸病源候论·病热候》中有记载。多因内伤劳损所致，如久病精气耗损、劳伤过度，可导致脏腑失调、虚弱而生内热，内热进而化虚火。根据病机不同，一般将虚热进一步分为气虚发热、血虚发热、阴虚发热、阳虚发热。

阴虚发热或者阴虚火旺：表现为全身潮热、夜晚盗汗、形体消瘦、口燥咽干、五心烦热、躁动不安，舌红无苔，脉搏细数。治疗时应以生津养血、滋阴降火为原则。

气虚发热：表现为全身燥热，午前为甚，畏寒怕风，喜热怕冷，身倦无力，气短懒言，自汗不已，尿清便溏，脉大无力，舌淡苔薄。

血虚发热：表现为发热，热势多为低热，头晕眼花，身倦乏力，心悸不宁，面白少华，唇甲色淡，舌质淡，脉细数。

阳虚发热：多由寒证日久，或者久病气虚，伤及阳气，脾肾阳气亏虚，虚阳外浮，火不归原，所致的虚热。临床表现为发热而欲近衣，形寒怕冷，四肢不温，少气懒言，头晕嗜卧，腰膝酸软，纳少便溏，面色㿠白，舌质淡胖，或者有齿痕，苔白润，脉沉细无力。治宜温热之剂，温其中而阳内返，温其下而火归元。

（四）绛舌

舌色深红，较红舌更红。

外感热病：热入营血
（舌绛有苔或有红点、芒刺）

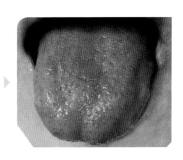

内伤杂病：阴虚火旺
（舌绛少苔或无苔，或有裂纹）

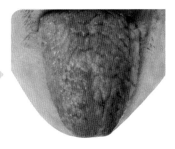

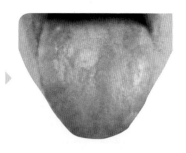

内伤杂病：血瘀
（舌绛少苔而津润）

热入营血

热入营血是指由于感受火热毒邪，或恣食膏粱厚味，脏腑蕴热，亦或是皮肤破损染毒致火毒炽盛，内燔营血所表现出来的局部肿胀，身热夜甚，烦渴，舌红绛，脉数一类病证。

血瘀

血瘀是指血液运行不畅，有瘀血。血瘀证可见于很多种疾病。一般而言，凡离开经脉之血不能及时消散而瘀滞于某一处，或血流不畅，运行受阻，淤积于经脉或器官之内呈凝滞状态，都叫血瘀。气虚推动无力可致血瘀，气滞血管痉挛收缩可致血瘀，血热造成血液黏稠度增高也可致血瘀，另外，寒气太重也可以造成寒凝血瘀。

气虚血瘀：是气虚运血无力，血行瘀滞而表现的证候。常由病久气虚，渐致瘀血内停而引起。临床表现为面色淡白或晦滞，身倦乏力，少气懒言，疼痛如刺，常见于胸胁，痛处不移，拒按，舌淡暗或有紫斑，脉沉涩。气虚血瘀证为虚中夹实，以气虚和血瘀的证候表现为辨证要点。面色淡白，身倦乏力，少气懒言，为气虚之证；气虚运血无力，血行缓慢，终致瘀阻络脉，故面色晦滞；血行瘀阻，不通则痛，故疼痛如刺，拒按不移，临床以心肝病变为多见，故疼痛常出现在胸胁部位；气虚舌淡，血瘀舌紫暗，沉脉主里，涩脉主瘀，是为气虚血瘀证的常见舌脉。

气滞血瘀：是指气滞和血瘀同时存在的病理状态。其病变机理是：一般多先由气的运行不畅引起血液运行瘀滞，是先有气滞，由气滞而导致血瘀；也可由离经之血等瘀血阻滞，影响气的运行，这就先有瘀血，由瘀血导致气滞；也可因闪挫等损伤而气滞与血瘀同时形成。主要临床表现：胸胁胀闷，走窜疼痛，急躁易怒，胁下痞块，刺痛拒按，妇女可见月经闭止，或痛经，经色紫暗有块，舌质紫暗或见瘀斑，脉涩。

血热血瘀：多由邪热入血所致，也可由于情志郁结，五志过极化火而导致瘀滞不通。多见口干、口苦，眼干，目涩，失眠，烦躁多动，身体某部位固定刺痛等症状，舌质红而瘀紫。

（五）紫舌

舌色浅红而带蓝，或淡红而带青；紫舌分淡紫、绛紫和青紫（紫为红、蓝合成的颜色）。

寒证：寒凝血瘀（淡紫或青紫湿润）	热证：热盛伤津（绛紫而干枯少津）

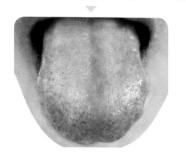 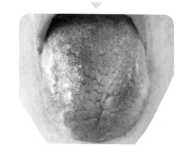

寒凝血瘀

中医理论认为，血得温而行，得寒则凝。《黄帝内经·素问·调经论》记载："气血者，喜温而恶寒，寒则泣（涩）而不行，温则消而去之。"寒凝血瘀的原因如下。

其一，寒性凝滞、收引。这是中医对寒邪（包括外感寒邪和内生寒邪）的两个主要致病特点的高度概括。凝滞即凝结、阻滞不通，是指气血、营卫、津液等具有流动、升降出入运动特征的物质，其流动性减弱，流行缓慢，甚至停滞、凝结，产生气滞、瘀血、痰饮、水湿等病理产物。收引即收缩牵引、挛急，是指皮肤、腠理、肌肉、筋、脉等组织产生的收缩、紧张、挛急，产生恶寒、拘急、疼痛等表现。一方面，寒邪侵入机体后，会引起经脉收缩痉挛，血脉绌急而痛。如《素问·举痛论》记载："经脉流行不止，环周不休。寒气入经而稽迟，泣而不行，客于脉外则血少，客于脉中则气不通，故卒然而痛"。另一方面，寒邪又可导致血流缓慢、血液凝滞而形成瘀血。《灵枢·痈疽》亦云："寒气客于经脉之中则血泣，血泣则脉不通。"

其二，寒为阴邪，易伤机体阳气。气为阳，血为阴，气为血之帅，推动血流行于经脉之中，而寒邪内侵，最易损伤阳气。阳气不足，无力推动血液运行，可导致血瘀。寒凝血瘀的症状有：小腹冷痛，喜温畏冷，月经后期，量少，色暗淡，有血块；面色晦暗或有暗斑，形寒肢冷，手足不温；舌淡暗，舌边、尖有瘀点、瘀斑，苔白，脉弦紧。

❁ 热盛伤津

热盛伤津是火热炽盛，损伤津液，以发热为主证，为温邪侵袭人体，化燥伤阴。临床表现以发热，口渴喜饮，皮肤干瘪，眼眶凹陷，小便短黄，大便干结，舌红干，苔黄燥，脉细数等为常见证候。

（六）青舌

舌色如皮肤上暴露之"青筋"，缺少红色，如水牛之舌（青为淡蓝之色）。

阴寒证——寒凝阳郁 （全舌发青）	瘀血证——瘀血内阻 （舌边发青）

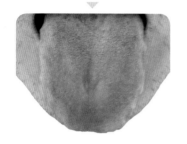 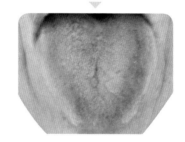

寒凝阳郁

寒凝阳郁为阴寒凝滞，阻滞阳气升发，阳气被郁于体内不能外达四肢。症见畏寒肢冷，胸胁、脘腹、腰膝冷痛喜温，舌淡胖，苔白滑，脉沉迟，随寒邪的加重，舌质开始发青。

瘀血内阻

瘀血内阻多见于舌两边的肝胆部位以及舌尖部位，而舌尖部位出现紫暗发青多由心血瘀阻所致，心血瘀阻证的临床表现为心胸憋闷疼痛，痛引肩背，并可向左上肢放射，口、唇、爪甲青紫等症状。肝血瘀可表现为：胁下作痛或有痞块，呈刺痛状固定不移，入夜尤甚，面色青黑不华，腹胀，或腹不满其人言满，纳呆，舌质紫黯，边有瘀斑，苔白，脉弦或弦涩。血瘀的病因很多，如气虚、血虚、气滞、血寒或者血热等，在舌头的表现部位不一，需一一定好脏腑的位置进行断病。

三、望舌形

（一）老嫩舌

老舌——实证
舌质纹理粗糙，形色坚敛苍老，说明脏腑衰竭，血管硬化。

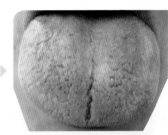

嫩舌——虚证
舌质纹理细腻，形色浮胖娇嫩，说明脏器娇弱。

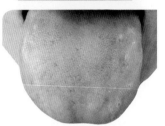

很多人实证和虚证辨别不清，我们来分析一下。

虚证

虚证的形成，或因体质素弱（先天、后天不足），或因久病伤正，或因出血、失精、大汗，或因外邪侵袭损伤正气等原因而致"精气夺则虚"。

主证：面色苍白或萎黄，精神萎靡，身疲乏力，心悸气短，形寒肢冷或五心烦热，自汗盗汗，大便溏泻，小便频数失禁，舌少苔或无苔，脉虚无力等。

临床上由于气、血、阴、阳不足可分为气虚、血虚、阴虚、阳虚，由于脏腑不足造成各脏腑虚证，如肺气虚、心血虚、肝血虚、脾气虚、肾阳虚、肾阴虚等。下面列表说明气虚、血虚、阴虚、阳虚的证候及治则。脏腑的虚证在脏腑辨证中讨论。

气虚、血虚、阴虚、阳虚鉴别表

分类	共性	区别	治则	常用方药
气虚	面色苍白或萎黄，精神萎靡，身疲乏力，气短，形寒肢冷，小便频数	气短，乏力，动则气急等症明显，脉虚无力	益气	四君子汤等
阳虚		畏寒，形寒肢冷，小便清长，下利清谷，脉迟	补阳	肾气丸、右归丸等
血虚	消瘦，头晕，目眩，失眠，心悸，脉细	面色苍白无华或萎黄，手足麻木，口唇指甲淡白，舌质淡，脉细弱无力	养血	四物汤等
阴虚		低热或潮热，颧红，五心烦热，口干，咽燥，盗汗，舌红绛质瘦或有裂纹，无苔或少苔，脉细数	滋阴	六味地黄丸等

　　气虚和阳虚，属阳气不足，故临床表现相似而都有面色白、神疲乏力、自汗等症状，但二者又有区别，气虚是虚而无"寒象"，阳虚是虚而有"寒象"——怕冷、形寒肢冷、脉迟等。

　　血虚和阴虚属阴液不足，故临床表现相似而都有消瘦、头晕、心悸、失眠等症状，但二者又有区别，血虚是虚而无"热象"，阴虚是阴液亏损不能约束阳气而导致阳亢，故为虚而有"热象"——低热或潮热，口干，咽燥等

❀ 实证

实证的形成，或是由病人体质素壮，因外邪侵袭而暴病，或是因脏腑气血功能障碍引起体内的某些病理产物，如气滞血瘀、痰饮水湿凝聚、虫积、食滞等。

临床表现由于病邪的性质及其侵犯的脏腑不同而呈现不同证候，其特点是邪气盛、正气衰，正邪相争处于激烈阶段。常见症状为高热，面红，烦躁，谵妄，声高气粗，腹胀满疼痛而拒按，痰涎壅盛，大便秘结，小便不利，或有瘀血肿块，水肿，食滞，虫积，舌苔厚腻，脉实有力等。

❀ 虚证与实证的辨别

1. 从发病时间考虑，新病、初病或病程短者多属实证；旧病、久病或病程长者多属虚证。

2. 从病因考虑，外感多属实证，内伤多属虚证。

3. 从体质考虑，年青体壮者多属实证，年老体弱者多属虚证。

4. 从临床症状与体征考虑，参考下表鉴别。

证型	症状与体征						治则
实证	面红目赤	烦躁谵语	声高气粗	剧痛拒按	舌质红苔黄	脉实有力	泻实
虚证	面色苍白、萎黄	神疲乏力	声低懒言	隐痛喜按	舌淡苔白	脉虚无力	补虚

（二）胖大舌

胖大舌——舌体大于正常，伸舌满口，多伴齿痕，就像有的人舌头一伸像煎饼一样薄，而有的人舌头一伸像发面饼一样胖。

水湿痰阻——为脾肾阳虚，水湿内停（淡白胖嫩水滑苔），阳气虚弱，正气不足，水分就容易进入到全身细胞当中，在舌头上就显示舌头胖大，代表脾肾阳虚

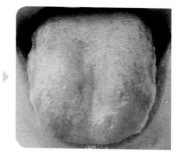

脾胃湿热，痰热内蕴（舌红胖大苔黄腻），是痰浊和热相交的一个舌象

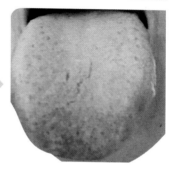

脾肾阳虚

脾肾阳虚证的形成原因主要有以下几点。

1. 脾肾久病，耗气伤阳。

2. 久泻久痢，损伤肾阳，脾肾两伤。

3. 水邪久踞，肾阳虚衰，不能温养脾阳。

4. 脾阳久虚，不能充养肾阳。

以上原因均可导致脾肾阳气俱伤，形成脾肾阳虚证。脾肾阳虚证的病因病机多由脾、肾久病耗气伤阳，或久泄久痢，或水邪久踞，导致肾阳虚衰不能温养脾阳，或脾阳久虚不能充养肾阳，终则脾肾阳气俱伤而成。脾为后天之本，肾为先天之本。脾主运化水谷精微，须借助肾阳的温煦，肾脏精气亦有赖于水谷精微的不断补充与化生。脾与肾，后天与先天是相互资生、相互影响的。

脾肾阳虚证以脾肾阳虚、阴寒内盛为特征。主要临床表现如下。

1. 形寒肢冷，面色㿠白，腰膝酸软，腹中冷痛。

2. 久泻久痢，五更泄泻，下利清谷。

3. 小便不利，肢体浮肿，甚则腹胀如鼓；或见小便频数，余沥不尽，或夜尿频多。

4. 舌淡胖或边有齿痕，舌苔白滑。

5. 脉沉细无力。

脾胃湿热

脾胃湿热亦称中焦湿热，是指湿热蕴结脾胃，脾胃运化受阻，可见全身湿热症状。多由外感湿邪或饮食不节、过食肥甘，酿成湿热，内蕴脾胃所致。主要临床表现如下。

1. 脘腹灼热疼痛，嘈杂泛酸。

2. 口干口苦，渴不欲饮，或口甜黏浊，食甜食则冒酸水，纳呆恶心，身重肢倦。

3. 小便色黄，大便不畅。舌质红，舌苔黄腻，脉象滑数。

（三）瘦薄舌

瘦薄舌——舌体瘦小而薄，主气阴不足。

气血两虚（瘦薄而色淡），代表气血不充足

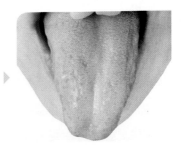

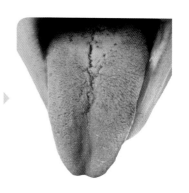

阴虚火旺（瘦薄而色红绛且干燥），说明体内虚火旺盛而津亏

气血两虚

气血两虚即气虚和血虚同时存在的病理状态。气血两虚，多因久病消耗，气血两伤所致；或先有失血，气随血耗；或先因气虚，血化障碍而日渐衰少，从而形成气血两虚。

气血两虚，则脏腑经络、形体官窍失之濡养，各种功能失之推动及调节，故可出现不荣或不用的病症。临床上主要表现为肌体失养及感觉运动失常的病理征象，如面色淡白或萎黄、少气懒言、疲乏无力、形体瘦怯、心悸失眠、肌肤干燥、肢体麻木，甚至感觉障碍、肢体痿废不用等。

阴虚火旺

阴虚火旺又有阴虚火炎、虚火、阴虚火炽、阴火等称法，是指阴液亏虚，虚火亢盛，阴虚则阳亢并生热化为虚火，常见心烦失眠、口燥咽干、盗汗遗精、性欲亢进、两颧潮红、小便短黄、大便干结、或咳血、衄血，或舌体、口腔溃疡，舌红少津，脉细数等证候。

（四）点刺舌

红点 / 星舌——点是突起于舌面的红色、白色或黑色星点。大为星，红星舌；小为点，红点舌。主脏腑热极，血分热盛。火热烧灼，使血变黑。

（红点）温毒入血，热毒乘心，湿热蕴入血分

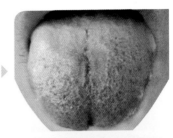

（黑点）血中热盛，气血壅滞

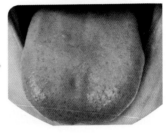

芒刺舌——刺是突起于舌面的软刺及颗粒，高起如刺，摸之棘手。热血沸腾，壅于皮下而突起。

（舌尖）心火亢盛；（舌边）肝胆火旺；（舌中）胃肠热盛

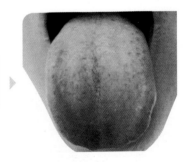

热毒乘心

热毒乘心是指邪毒攻于心，出现神明紊乱的证候。临床表现有腿脚麻木无力、酸痛或挛急，或肿胀，突发心悸、胸闷、气喘，神

志恍惚，言语错乱，呕吐不食，小腹不仁，小便热赤，舌红苔腻，脉细或细数。

热在血分

热在血分证的发病时期一般都是春季或冬春之交，初起即可出现高热烦渴，舌红苔黄，甚则神昏痉厥等里热证表现，起病急，病情重，变化快，故多认为是里热内伏所致，被视为伏邪温病的代表。

心火亢盛

心火亢盛可因情志之火内发，或因六淫内郁化火，或过食辛热，过服温补而致。症见心中烦热，焦躁失眠，口舌糜烂疼痛，口渴，舌红，脉数，甚则灼伤肺阴而见咯血、衄血等。治宜清心泻火，或兼凉血。

肝胆火旺

肝胆火旺亦为肝火旺盛，肝火有其自身的病因、病机及临床证治特征。常见证型有肝火上炎、肝火犯肺、肝火犯胃、肝火挟痰等。由肝失疏泄，气郁化火或肝热素盛所致，与情志激动过度也有一定关系。临床多见目赤、易怒、头痛、胁痛、口苦、吐血、咯血、脉弦数等证。中医有"肝主目"的说法，因此，肝火旺盛还常常表现为一些眼部症状，如视物模糊、眼部分泌物多、眼红、眼干等症。

胃热炽盛

胃热多由偏食辛辣厚味，胃火素旺，或邪热犯胃，或气郁化火所致。若腐熟功能过于亢进，可出现胃中嘈杂、消谷善饥等症，热盛火炽，多消烁津液，而致燥热内结，胃失和降，可见口苦、口渴引饮、大便秘结等症，甚则耗伤阴液而致胃阴虚。胃火上炎，可致胃气上逆，可见恶心、呕吐酸苦黄水等症。胃火循经上炎，或为齿痛龈肿，或为衄血；火热灼伤胃之脉络，则血上溢而为呕血；火热内炽胃腑，则胃脘部灼热疼痛；热邪伤津，则口渴喜冷饮；火能消谷，则消谷善饥；若肝火犯胃，则吞酸嘈杂。

（五）裂纹舌

舌面上出现各种形状的裂纹、裂沟（裂沟中有舌苔覆盖者为先天性裂纹舌），主阴血亏损。就像庄稼地，因太阳光太强烈而地皮被晒裂、晒干一样的道理。

血虚：血虚不润（淡白舌有裂纹）

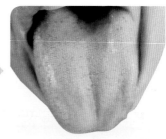

阴虚：热盛伤阴（红绛舌有裂纹）

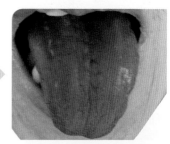

脾虚：脾虚湿侵（淡白胖嫩齿痕舌有裂纹）

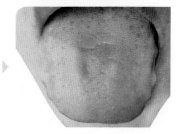

血虚

血虚指血液亏虚，脏腑、经络、形体失养，以面色淡白或萎黄，唇、舌、爪甲色淡，头晕眼花，心悸多梦，手足发麻，妇女月经量少、色淡、后期或经闭，脉细等为常见证候。

热盛伤阴

热盛伤阴是由热盛伤津发展而来的，津液和阴属于一体，由于体内火热亢盛，煎熬津液，长期下去就可以形成热盛伤阴，可以出现口干、口渴、盗汗、颧红、五心烦热等症状。

脾虚

脾虚泛指因脾气虚损引起的一系列脾脏生理功能失常的病理现象及病症，包括脾气虚、脾阳虚、中气下陷、脾不统血等证型。多因饮食失调，劳逸失度，或久病体虚所引起。脾有运化食物中的营养物质和输布水液以及统摄血液等作用。脾虚则运化失常，并可出现营养障碍，水液失于布散而生湿酿痰，或发生失血等症。

1. 脾气虚　多因饮食不节，或劳倦过度，或忧思日久，损伤脾土，或抵抗力不足，素体虚弱。临床表现有：腹胀纳少，食后胀甚，肢体倦怠，神疲乏力，少气懒言，形体消瘦，或肥胖浮肿，舌苔淡白。

2. 脾阳虚　多因脾气虚衰进一步发展而成，也可因饮食失调，过食生冷，或因寒凉药物太过，损伤脾阳，或肾阳不足，命门火衰，火不生土而致。临床表现有：大便溏稀，纳少腹胀，腹痛绵绵，喜温喜按，形寒气怯，四肢不温，面目无华或浮肿，小便短少或白带多而清稀色白，舌苔白滑。

3. 中气下陷　中气亦指脾气。脾气上升，将水谷精微之气上输于肺，以荣养其他脏腑，若脾虚中气下陷，可出现久泻、脱肛、子宫脱垂等症。临床表现有：在脾气虚见症基础上，有气陷临床表现，如久泻、脱肛、子宫脱垂等。

4. **脾不统血**　脾气虚弱，不能摄血，则血不循经。临床表现有：在脾气虚见症基础上，有慢性出血临床表现，如月经过多、崩漏、便血、衄血、皮下出血等。除出血外，必兼见脾气虚弱的一些症状。

（六）齿痕舌

舌体边缘有牙齿的痕迹，常与胖大舌同见，多见于脾虚和湿盛，脾肾阳虚，久病多兼血瘀。

| 脾虚或气虚（淡红 + 齿痕） | ▶ |

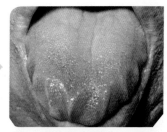

| 寒湿壅盛，阳虚水停（淡白胖大而润 + 齿痕） | ▶ |

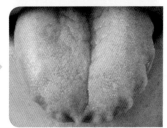

（七）光莹舌

舌面光洁如镜，光滑无苔，又称光滑舌、镜面舌，主胃阴枯竭。

脾胃损伤，气血亏极（淡白而光莹） ▶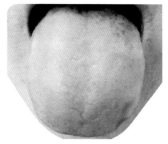

水涸火炎，胃肾阴枯（红绛而光莹） ▶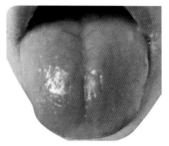

胃阴亏虚

多过食辛辣煎炸之物，或气郁化火而耗伤胃阴，胃失濡养，故胃痛隐隐；阴虚津少无以上润，故咽干口燥；阴虚生内热，故手足心热；阴津不足，肠道失润而大便干结；舌红、少苔，脉细弦，均为阴虚内热之象。临床表现见胃脘隐隐灼痛，咽干口燥，心烦少寐，大便干结，手足心热，舌红或有裂纹，苔少，脉细弦。

肾阴虚

肾阴虚为肾虚的一种类型，指肾阴液不足之证，又称肾水不足或真阴不足。是由于肾阴亏损，失于滋养，虚热内生所表现的证候，中医临床称为肾阴虚证。

肾阴虚证的形成原因主要有六个方面。

1. 久病伤肾，肾脏阴液耗损。

2. 先天禀赋不足，肾脏阴液不足。

3. 房事过度，耗精伤阴。

4. 过服温燥劫阴之品，耗伤阴液。

5. 急性热病后。

6. 情志内伤。

肾阴以肾中精气为物质基础，对各脏腑组织起着滋养和濡润的作用，与肾阳相互为用，共为人体生命活动之本。肾阴充足，则全身之阴皆充盈；肾阴衰，则全身之阴皆衰；肾阴亡，则全身之阴皆亡，人的生命亦停止。若肾阴不足，则津液分泌减少，表现为阴虚内热及阴虚阳亢之象，症见腰膝酸软而痛，头晕耳鸣，失眠多梦，五心烦热，潮热盗汗，遗精早泄，咽干颧红，舌红少津无苔，脉细数等。治宜滋阴降火。其病位在肾，常涉及肺、心、肝等脏。

肾阴虚证的临床表现可以概括为十个方面。

1. 腰膝酸软而痛——肾阴不足，髓减骨弱，骨骼失养。

2. 头晕耳鸣——肾中精气不足，脑海失充，耳失所养。

3. 失眠多梦——水火失济，心火偏亢，心神不宁。

4. 阳强易举——阴虚则相火妄动。

5. 精泄梦遗——君火不宁，扰动精室。

6. 经少经闭——阴亏经血来源不足。

7. 崩漏——阴虚阳亢，虚热迫血。

8. 形体消瘦，咽干颧红——肾阴亏虚，形体失于濡养。

9. 潮热盗汗，五心烦热，溲黄便干，皆为虚热内生。

10. 舌红少津，脉细数，均为阴虚之证。

四、望舌态

（一）痿软舌

舌体软弱无力，但不能随意伸缩回旋。久病：虚损；暴病：热灼。

气血俱虚（久病舌淡而痿）

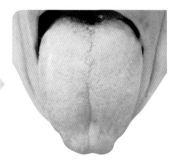

阴亏已极（久病舌绛而痿）

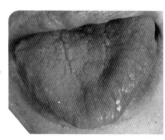

热灼津伤（新病舌干红而痿）

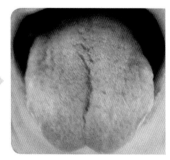

🌸 **气血俱虚**

气血俱虚为气血两虚，亦称气血两亏，指气血均亏损不足的证候，多由久病不愈，气血两伤所致。可因气虚不能生血而致血虚，亦可因血虚而致气虚。临床表现气虚与血虚同时存在，症见少气懒言、神疲乏力、自汗、眩晕、心悸失眠、面色淡白或萎黄等。治宜气血双补，可用八珍汤。

阴亏已极

阴亏已极为阴液亏虚之极，多有胃阴亏虚、肝肾阴亏之分。

热灼津伤

热灼津伤为热邪太旺，灼伤津液，造成津液不足的一系列脏腑病症。

（二）强硬舌

舌体板硬强直，失其柔和而运动不灵。外感：热邪；内伤：风痰。

热入心包，舌无主宰；高热伤津，筋脉失养（舌红绛少津）▶

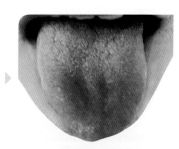

风痰阻络，舌脉失养（舌胖苔厚腻）▶

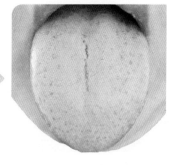

中风或中风先兆（舌淡红或青紫，舌强语言謇涩）

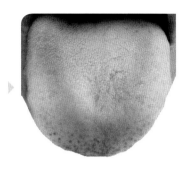

热入心包

热入心包多见于温热性质的温病，乃因温邪侵入心包，闭阻心窍，以致机窍失灵而出现的证候。临床表现：身体灼热，四肢厥冷，神昏谵语或昏愦不语，痰壅气短，舌謇难言，舌体短缩，舌色鲜绛，脉细数；甚者可兼见汗多，气短，脉细无力，或兼见汗出淋漓，脉微欲绝。

风痰阻络

风痰阻络即中风当中的一个常见证型，具体表现为半身不遂，口舌歪斜，舌强语謇，肢体麻木或手足拘急，头晕目眩，舌苔白腻或黄腻，方剂可用半夏白术天麻汤。

中风先兆

中风先兆是指中风之前出现的先兆。中风，又称脑卒中，是严重危害人类健康的三大主要杀手之一。临床常见症状如下。

1. 头晕，特别是突然发生的眩晕。

2. 头痛，与平日不同的头痛，即头痛突然加重或由间断性头痛变为持续性剧烈头痛。

3. 肢体麻木，突然感到一侧脸部或手脚麻木，有的为舌麻、唇麻或一侧上下肢发麻。

4. 突然一侧肢体无力或活动不灵活，时发时停。

5. 暂时的吐字不清或讲话不灵。

6. 突然出现原因不明的摔跤或晕倒。

7. 精神改变，短暂的意识丧失，个性的突然改变和短暂的判断或智力障碍。

8. 出现嗜睡状态，即整天昏昏欲睡。

9. 突然出现一时性视物不清或自觉眼前一片黑蒙，甚至一时性突然失明。

10. 恶心呕吐或呃逆，或血压波动并伴有头晕、眼花、耳鸣。

11. 一侧或某一肢体不由自主地抽动。

12. 鼻出血，特别是频繁性鼻出血。

（三）歪斜舌

伸舌时舌体偏向一侧，或左或右。多为肝风夹痰，痰瘀阻络。

肝风发痉（舌紫红势急者）	中风偏枯（舌淡红势缓者）

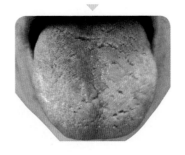 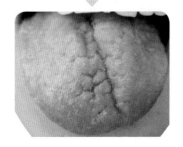

肝风发痉

肝风发痉为肝风内动所致的四肢抽搐。

中风偏枯

中风偏枯为中风后肢体瘫痪。

（四）颤动舌

舌体震颤抖动，不能自主。主虚损动风。

| 血虚生风（舌质淡白而颤） | ▶ |

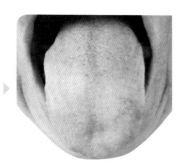

| 阴虚动风（舌红少苔而颤） | ▶ |

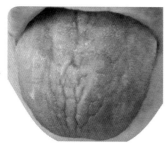

| 热极生风（舌质红绛而颤） | ▶ |

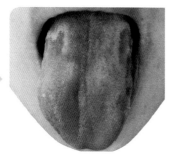

血虚生风

血虚生风是肝风证的一种类型，属内风，是因肝血虚、筋脉失养所表现的肝风内动证候。《通俗伤寒论·六经方药》载：血虚生风，非真风也。实因血不养筋，筋脉拘挛，伸缩不能自如，故手足瘛疭，类似风动，故曰内虚暗风，通称肝风。血虚生风即由此而来，只有在肝血虚的基础上才能进一步发展成为本证。

阴虚动风

阴虚动风指阴液亏损，筋脉失养，出现以肢麻、震颤、痉挛、头昏、目干、颧红，舌赤少苔、脉细数为主的证候。

热极生风

热极生风常见于风温、春温、暑温、湿温、伏暑、瘟毒等病的发病过程中，多为热邪内陷，深入厥阴，扰动肝筋所致动风之证，病情属实，病位重在厥阴肝经，或兼见气、营、血、心包等证候，病情复杂多变。

（五）短缩舌

舌体紧缩不能伸长。危重证候。

寒凝筋脉，舌脉挛缩（舌淡白或青紫而湿润）	热盛伤津，舌脉挛急（舌红绛干燥而短缩）

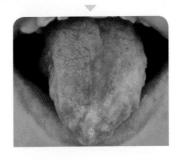 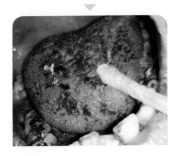

痰浊内阻，经气阻滞（舌胖苔滑腻而短缩）	气血亏极，舌失充养（舌淡白胖而短缩）

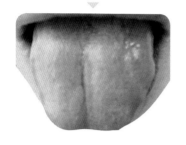 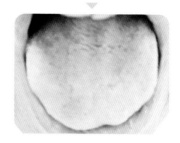

❀ 寒凝筋脉

寒凝筋脉为经脉受寒，血行不利，客于脏腑及经络。临床表现：血液循行不畅，导致末梢循环不良而致四肢冰凉以及腰膝、肢体、关节疼痛，还可以出现腹痛、月经不调等症状。

（六）吐弄舌——心脾有热

吐舌： 舌伸出口外，不立即回缩。
疫毒攻心或正气已绝（吐舌）。

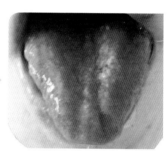

弄舌： 舌反复吐而即回，或舌舐口唇四周，掉动不宁。
中风先兆或小儿智力发育不全（弄舌）。

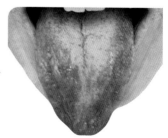

疫的特点为具有一定的季节性或传染性。疫毒为具有传染性的阳热毒邪，扰乱心神，造成昏狂、昏癫、昏蒙、昏闭、昏痉、昏厥等不省人事的病症。

（七）弛纵舌

舌体伸长于口外，回缩困难，流涎不止。主实热、气虚。

实热内踞，痰火扰心（舌色深红，舌体肿满，坚敛干燥）

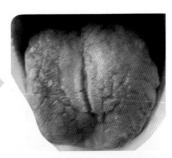

气虚之证（舌体舒宽，麻木不仁）

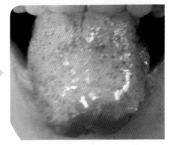

痰火扰心

痰火扰心指痰火上扰心神，火热痰浊引起神志错乱的病变。多因精神刺激，思虑郁怒，气郁化火炼液为痰，痰火内盛；或外感热邪，热灼液熬为痰，热痰内扰所引起。多见于精神分裂症、癔症等。临床表现为发热气粗，面红目赤，痰黄稠，喉间痰鸣，躁狂谵语，舌红苔黄腻，脉滑数，或见失眠心烦，痰多胸闷，头晕目眩，或见语言错乱，哭笑无常，不避亲疏，狂躁妄动，打人毁物，力逾常人。

气虚之证

气虚之证见气虚诸症。

第二节　望舌苔

前边我们讨论了舌质颜色、形态的改变，它主要反映人体脏腑的虚实，气血的盛衰；而舌苔的苔色、苔质变化又反映出我们身体其他什么情况呢？两者之间又有什么关系呢？如果把舌质比喻成土壤，那么舌苔就是土壤湿气上泛于地表情况的反映，正如清·周学海《形色外诊简摩》云："舌之有苔，犹地之有苔。地之苔，湿气上泛而生，舌之苔脾胃津液上潮而生。"

舌苔是由胃气蒸化谷气上承于舌面而生成的，与脾胃运化功能相应。《形色外诊简摩》又云："若夫有病，则舌必见苔，病藏于中，苔显于外，确凿可凭，毫厘不爽，医家把握，首赖乎此，是不可以不辨。"因而舌苔不但可以反映病位的深浅、疾病的性质、津液的存亡、病邪的进退，而且对胃气的有无判断至关重要。

今天，我们就重点讲讲舌苔颜色与疾病的关系。舌苔的颜色变化主要有白、黄、灰、黑四种。

一、白苔

白苔可见于正常人，也可见于疾病初期或恢复期及一些相对较轻的病证，各种苔色均由白苔转化而来。白苔一般主表证、寒证，提示病情较轻，预后较好。常见的白苔包括薄白苔、白滑苔、白腻苔、积粉苔、白燥苔等。

（一）薄白苔

苔质薄，苔均匀地平铺在舌面上，可隐约见到舌体，是正常的舌苔表现。

薄白苔见于健康人群，提示机体气血充沛、脏腑功能调和、胃气充盈；也可见于外感疾病的初期或各种内伤疾病的初发期。由于邪气尚弱，正气未伤，脏腑功能及机体的正常代谢未受到影响，因此舌象表现仍以薄白苔为主。

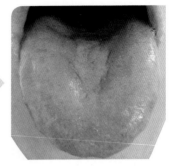

病理状态下出现的薄白苔，多出现在感受风寒或风热等疾病的初级阶段，可出现头痛、畏寒、发热、咳嗽、流涕、咯痰、喷嚏等症状。此时，由于病因不同，薄白苔也有各种不同的表现。如外感风寒证的舌苔表现可以是薄白而湿润；外感风热表证，患者除了一般外感风邪的症状外，还常会伴有咽痛、咽红等风热症状，这时的苔色表现是薄白而干；外感寒湿表证，舌苔薄白而滑，舌面光亮、湿滑。

临床中薄白苔多见于感冒、急性咽喉炎、扁桃体炎、急性腹泻等疾病，一般病程较短，病情较轻，预后较好。

（二）白滑苔

苔色白滑、湿润，苔质略厚，一般平铺于舌面上。

大多是感受寒湿或脾肾阳虚的表现，常伴有周身不适或形寒肢冷、眼睑浮肿、大便稀薄、舌质淡胖等症状。

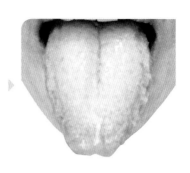

（三）白腻苔

苔色白，苔质颗粒细腻致密，透过舌苔不能见到舌体，紧贴舌面不易脱落。

白腻苔多见于外感湿邪、湿浊内生或食积不化、痰饮内停等证，常伴有头重身困、胸闷脘痞、消化不良、恶心呕吐、肢体酸楚等症状。

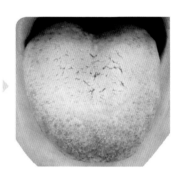

（四）积粉苔

苔色白，满布整个舌面，如白粉般厚厚地堆在舌面上，扪之不燥，湿而不滑。

积粉苔多由湿浊秽邪与热毒结合而成，多见于外感温热病。

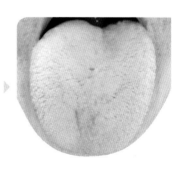

（五）白燥苔

苔色白，苔面干燥粗糙，有明显裂纹，扪之粗糙碍手。

白燥苔为内有燥热，津液受损，多见于热性病证。

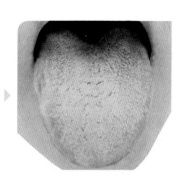

二、黄苔

黄苔一般表示里证、热证，多由白苔转化而成。临床上常见的黄苔有薄黄苔、黄腻苔、黄糙苔、黄滑苔、焦黄苔、深黄苔等。

在外感病中见到舌苔由白转黄，提示外邪已经入里化热，病情发展已经由表及里。一般黄色越深，热邪越盛，病情越重。薄黄苔为微热，深黄苔为热盛，焦黄苔为热极，黄腻苔为湿热，黄糙苔为热盛伤津。

（一）薄黄苔

舌苔薄而带有浅黄色，能见舌体的淡红色，提示邪热虽已入里，但病情较浅，多见于风热表证，或风寒化热入里，里热尚不严重。

薄黄苔可见于感冒初期，也可见于鼻炎、急性支气管炎等病症。此时，患者常伴有发热、咳嗽、鼻塞、流涕、咯痰、咽喉红肿、疼痛等症状。若舌苔偏干，提示体内津液已经受损。

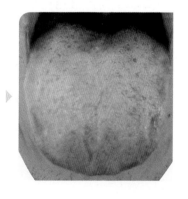

（二）黄腻苔

舌苔黄且质地较厚，苔质紧密、细腻而湿润。因黄苔表示热证，腻苔表示湿证，故而黄腻苔的出现，提示体内湿热蕴积或食积不化、痰湿内蕴。

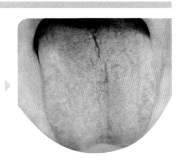

而腻苔为湿浊痰饮等停聚于舌面所致，临床多见"湿浊""痰饮""顽痰"等阳气被阴气所抑的病变。

临床上黄腻苔常见于消化系统疾病，如胃炎、急性肝炎、胆囊炎等；消化不良或便秘时会出现黄腻苔；暑湿、疰夏的患者也可以有黄腻苔。

（三）黄燥苔

舌苔黄而干燥，苔质颗粒粗而疏松，望之如沙石，扪之糙手。黄燥苔表示体内脏腑积热，或外邪入里化热，伤及津液。

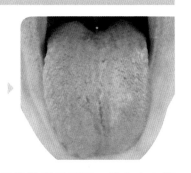

患者常伴有口渴，口唇、鼻孔、咽喉干燥，皮肤皲裂脱屑，小便量少、颜色深，大便干结等表现。

如舌苔色黄干燥，中有裂纹，提示燥热积于胃肠，常会有大便秘结的症状出现。

黄燥苔多见于高热或炎症的急性期，如胆囊炎、肠梗阻、腹膜炎、阑尾炎等。

（四）黄滑苔

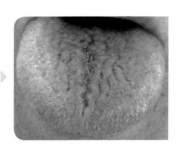

舌苔色黄而厚，苔质细腻，舌苔表面湿润光滑，舌体淡白、胖嫩。

黄滑苔临床上多见于邪热入里，但病势较浅，尚未伤及津液，又有痰湿蕴结；或是脾胃运化失调，痰饮停滞而化热。

（五）焦黄苔

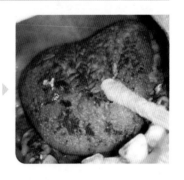

舌苔色黄兼有焦黑色，苔质干燥粗糙，舌边较少，常集中于舌体中部。舌色多为红绛舌。

焦黄苔可以认为是由黄燥苔进一步发展的结果，提示邪热内盛，伤及津液，以致大便秘结；邪热存于体内，更耗津液，最终导致热盛伤津。

（六）灰黑苔

灰黑苔一般说明，病情持续日久，疾病已发展到一定阶段。所以，灰黑苔所代表的疾病病情通常都比较复杂和严重。在少数吸烟人群中，也存在着灰黑苔的情况，临床需加以鉴别。

灰苔与黑苔属于同一性质苔色的不同表现阶段，一般认为灰苔是较浅的黑苔，灰苔是由白苔或黄苔向黑苔转化的中间过程。

1. 灰苔

灰苔一般常见于慢性疾病，提示湿热内蕴已久，邪气与湿浊相合，可郁而化热，伤及津液。患者常伴有上腹部胀满或疼痛、恶心、嗳气、肢体困重、大便溏薄等症状。

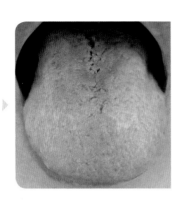

如见灰苔兼有黄苔，可考虑为郁热内盛，可伴有发热、便秘、烦躁、口干且苦等症状。如舌苔灰黄而干燥，提示体内郁热已伤及津液，除以上症状外，还可兼有舌红的表现。

2. 黑苔

黑苔一般提示病情危重或疾病后期。黑苔的观察需结合舌色、舌体、苔质及全身症状综合分析。

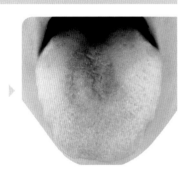

黑苔湿润，舌质淡嫩，一般是由于感受寒湿，或湿浊内阻，常伴有脘腹痞闷、口腻、消化不良、肢体困重、酸痛等全身症状。舌质干红，舌苔黑而干燥者，一般是由热盛伤津所引起的，属实热证，临床上常可见于高热不退、大便秘结不通、腹满胀痛、烦躁不安，甚至昏迷或神志不清。此外，肾虚患者也可见到黑苔，其舌苔黑而偏干、舌体较瘦，临床上常伴有头晕耳鸣、腰酸膝痛等表现。

不同的苔色反映人体不同的状况，经常留意苔色的变化能及时了解自身体质的变化，对于中医"治未病"有积极的指导意义。

第三节　望舌底血管脉络

中医舌诊是中医临床进行辨证论治过程中的一个重要步骤，舌下络脉诊断是通过观察舌下络脉的形色变化来判断人体气血瘀畅的一种古老诊断方法，是中医舌诊的重要组成部分。

"五脏皆与舌有关"，正常人舌底之舌质淡红，润而有津，黏膜有透明感，无混浊、白斑或色素沉着，无瘀丝、瘀点、瘀斑、瘀血颗粒。舌系带居中，长短适中，舌下两静脉仅隐现于舌下，呈线状并不粗张，少迂曲，其颜色为淡红或淡紫色，舌系带两侧有小而隆起的肉阜。因舌底脉络可反映人体气血充盈与亏虚的情况，亦可反映体内瘀血的情况，凡舌下络脉管径曲张或细短紧束，颜色变成淡紫、青紫、紫黑，舌下络脉分支增多、扭曲，舌下出现瘀点等，均是舌下络脉异常的表现，属病理现象，因此，舌下络脉的变化对诊断患者瘀血程度具有重要价值。

而中医所说的血瘀证与现代医学所说的血栓形成从病理生理角度的认识是十分相似的，血液之所以能够正常运行，是有赖于脉道通利、血液充盈和心气充沛等基本条件的，任何一个环节出现问题均会导致血流不畅，都会促使血栓形成。这也正是我们中医所认为的"心主血脉""心开窍于舌"在我们人体的病理反映，也为中医辨证血瘀证的望诊提供了客观依据！

舌底络脉颜色分为：淡紫，青紫，紫黑。

淡紫 ▶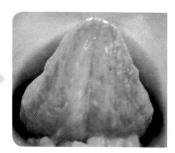

青紫 ▶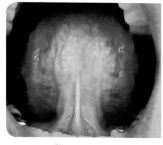

紫黑 ▶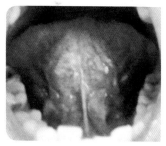

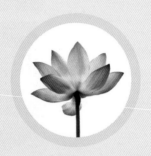

外感法仲景；内伤法东垣；热病用河间；杂病用丹溪。

——明·龚廷贤《寿世保元·医说》

又快又准的望舌诀窍

熟悉了各脏腑在舌头的定位后，也通过上文了解了如何通过舌诊判断寒热虚实，就要进入到临床实战当中了。我举个例子，加以验证，希望通过此例，大家能够举一反三。

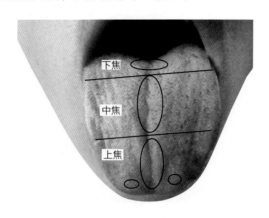

分析如下：

1. 上焦　舌尖中部略有凹陷，首先舌尖中部代表的是咽喉、心脏，说明有慢性咽炎、心脏不是很好；再看舌的左侧即舌尖左部，稍有隆起，说明左肩、左肺、左侧乳房有问题；再结合舌的颜色是属于热还是属于瘀造成的，就可以处方用药了。

2. 中焦　舌中部有凹陷，此处是脾胃，说明脾胃虚弱，运化无力，经常胃胀，纳谷不香；再审查舌中的两侧，两侧有齿痕，说明脾虚湿盛或者脾肾阳虚，如果久病患者还应考虑到兼有血瘀，这是我要提醒大家并需要注意的。有些人问：怎么会有血瘀呢？胖大齿痕舌，且舌底络脉伴有青紫、暗红和红绛，这些说明齿痕舌患者多有瘀血的病机存在，用药单单考虑健脾补气化湿往往效果不是很好，这需要在临床上注意。

说到胃病，我就多说点，当然各家治疗胃病的方式方法迥异，若病人舌淡而苔腻，是脾虚湿阻，不可纯粹补脾，应健脾化湿同施或先化湿后补虚。临床上只要苔腻，都可用藿香、佩兰芳香化湿。如因为胃中嘈杂烧灼、口干，舌红苔黄，常用石膏、知母、玄参等，甘寒清热生津；若口不甚干而苦，舌红苔黄而腻，则须用黄连、黄芩、山栀，苦寒清热燥湿；若病人舌红花剥苔或无苔（镜面舌），是阴津内伤，常用乌梅、甘草等酸甘化阴或用益胃汤生津养阴，泛酸水者不宜用乌梅、山楂。又如胃痛患者，若见舌色暗，或瘀点瘀斑，即用香附、郁金理气活血；以气痛为主者，用延胡索、金铃子；以瘀痛为主者，则加炒五灵脂、制乳香、制没药、九香虫等。

3. 下焦　舌根部也有裂痕，舌根代表膀胱、子宫、前列腺、肾、盆腔等，说明这些脏器有问题，结合男女同志的情况进行下一步诊断。如果一个人的舌根发白，多为肾阳不足，这样的人容易手脚发冷。

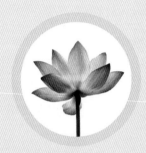

辛甘发散为阳，酸苦涌泄为阴，
咸味涌泄为阴，淡味渗泄为阳。
——《黄帝内经·素问·至真要大论》

第肆章

舌诊用药不是传说

中医舌诊神秘高深吗？其实在中医诊断学里都已经学过了，只不过是大家没有更深入的研究，尤其是没有重视脏腑的定位，结果把十问歌背得滚瓜烂熟，过于强调问诊，以至于感觉舌诊很神秘。

舌淡为寒，为气血亏，用偏补药；舌质红为热，用寒凉药；苔腻为湿，用化湿药；苔腻黄，用清热利湿药等，伸一下舌头，一看就知，很难吗？然后再看舌红是哪一部位红，苔腻是哪一部位腻，定好脏腑就知道哪个脏腑出了什么问题。这个也很难吗？一点都不难，并且要比问诊、脉诊更为简单。

1. **舌淡当温**　舌头一伸，看到舌淡，颜色不红，就知道此人体寒、气血亏虚，可以大胆用一些温补药物，药物用一段时间后出现舌质红，说明温补药物应该停药或者减量，非常直观地用方用药。

2. **舌红当清**　舌质一片红红的，说明火旺，可能是阴虚火旺，也可能是实火，是滋阴？是清火？阴虚中还有实火旺者，所以用药就要有所偏重。

3. **苔黄当清**　苔黄多为热，是上焦苔黄、中焦苔黄还是下焦苔黄，认清部位，用好药方，让脏腑清清爽爽起来。

4. **苔腻当化**　上焦苔腻头晕胸中满，中焦苔腻胃胀食不化，下焦苔腻腰沉多潮湿，所以半夏白术天麻汤、瓜蒌薤白半夏汤、藿朴夏苓汤、三仁汤、平胃散、五苓散等，这些药方都要烂熟于心，看到这样的舌头，相应的处方就要从大脑中跳出来，真正实现高速度、高效率地看病。

5. **苔少当养**　舌苔剥落者，只能慢慢养了，玉女煎、白虎汤、黄连阿胶汤、麦门冬汤等处方储备是必不可少的。

第伍章

舌诊断病及用方

"有病没病，伸舌便知"，本章上焦篇只讲舌前部分，代表的是头、颈、胸、乳腺等疾病；而中焦为舌中部分，代表的是胃肠和肝胆；下焦为舌根部分，是腰、肾、膀胱、下肢及子宫部分。学医是个很苦的"苦行僧"生活，要耐得住寂寞，记得《幽窗小记》中一副对联是这样说的：

> 宠辱不惊，看庭前花开花落；
> 去留无意，望天空云卷云舒。

梅花的香是从苦寒中过来的，作为一名中医，其实全是靠技术"亮剑"，要想把病人治好，要想有成就，真需要你静下心来，耐得住寂寞，等得住花开。本章记录的是我部分临床用方用药及心得。

第一节　上焦篇

一、头晕多年得昭雪

上焦

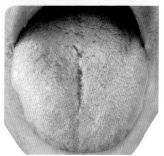

❶ **头晕晕乎乎**——舌尖代表心、肺、头，舌质胖，苔薄白，为痰湿阻滞，清阳不升。

❷ **慢性咽炎**——舌尖中部凹陷，为咽喉亏虚。

❸ **胸闷气短**——舌尖为心肺，舌质胖，苔薄白，为心阳不足，心血亏虚。

❹ **后背发紧（颈椎不适）**——舌尖中部也代表着颈椎，白苔为痰湿阻遏卫阳所致。

这是个头晕患者，舌头比较白也比较胖，此患者头颅 CT 等检查未见异常，一般诊断为脑供血不足，也没有什么药物来治疗，往往给予营养素，基本上束手无策，病情反反复复。像这样舌头胖大又比较白的人很多见，在劳累后还是会晕晕乎乎，迷迷瞪瞪，天天打哈欠，睡不醒。其实，我们能说他没病吗？器械检查的局限性，往往在没有器质性疾病的情况下会变得很无奈。

看到这样的舌头，就需要在舌诊基础上练就一双伸舌处方的"好眼力"。另外，这个病人舌尖中部凹陷，为咽喉和颈椎所处的位置，凹陷为虚，所以还有慢性咽炎、颈椎不适病史。而针对头晕就可以开具处方半夏白术天麻汤加减：

半夏白术天麻汤加减

白术 40g，天麻 10g，茯苓 40g，法半夏 10g，陈皮 10g，干姜 10g，苏梗 20g，藿香（后下）10g，佩兰（后下）10g。

7 剂，水煎服，日 1 剂。

舌头胖大且白属于脾肾阳虚，阳虚久则气血不足，清窍失养，有人说我用大补肾阳之药行不？可以，其实我们用温阳利水、补益肾气之药也都行。

随后，此病人在治疗两次后，头晕彻底消失了，就非常高兴。又要求来治疗斑秃和脱发，其实针对白胖舌来说，脱发、斑秃、头晕是一回事，都是气血不足，清窍失养，脑袋都没"油水"了，怎能不晕？同样，头发一旦缺"油水"，肯定也都歇菜啦。所以后期用八珍汤加减给予治疗：

八珍汤加减

党参 20g，茯苓 40g，白术 20g，炙甘草 10g，熟地黄 15g，赤芍 20g，当归 15g，川芎 20g，干姜 10g，九香虫 10g。

7 剂，水煎服，日 1 剂。

吃药的同时，并让患者用宽梳子梳头，用生姜擦秃顶处，一天两次进行皮下血液循环刺激，很快就改善了。

说到脱发，也是个很常见的病，一说到病因就不太明确，其实有这几点——

第一，烧死。比如说有些人爱着急、爱上火，那么火就会造成热血沸腾，热血就会上头，头皮这块热土肯定长啥死啥，因为头发下的环境被改变，被烧死。

第二，泡死。很多头脸爱出油的湿热体质多见，你想想头发应该长在干旱适中的庄稼地里，结果头油太多，头发都被油水泡死啦。

第三，亏死。发为血之余，气血亏后头发都吃不饱，长势怎能旺？这种头发多稀疏而质软，比如产后脱发。

第四，缺死。即肾精不足，现代仪器是没法检测出来的，多有腰膝酸软、盗汗、阳痿、性冷淡等表现。

第五，气死。像这种中医学中称为肝郁气滞，多发生于近期高度紧张，事情太多的人身上。或小面积，或大面积的脱发，我们称之为斑秃。由于精神紧张导致植物神经功能紊乱，交感神经紧张度持续增高，毛细血管持续收缩，造成部分毛发根部血液循环障碍，毛囊缺血而出现斑块状脱发。

所以，要识别每个人的情况，而不是人云亦云，这个能治脱发，那个能治斑秃，就一锅端，不经大脑，胡乱吃，胡乱买。练就辨证施治的"火眼金睛"，因人而异，因人而用药，才能解决脱发之恙！

好了，针对头晕的常用方，我总结如下，仅供参考，这是我临床多用的。

眩晕用方

经方	相同点	不同点
小半夏加茯苓汤		则有呕吐、心下痞、有水音而动悸
泽泻汤		则有头沉重
真武汤		则有心下悸，面寒，行走欲倒地
苓桂术甘汤		则有胸胁心下满，心下有痰饮，坐则轻，起立即剧
苓桂味甘汤	皆治眩晕	则有头沉重而面色淡红，精神不振，多梦多虑多惊
茵陈蒿汤		则有心胸不安，不能食
五苓散		则有脐下悸，吐涎沫
小柴胡汤		则有胸胁苦满，口苦咽干
桂枝加龙牡汤		则有遗精，脱发，汗出，心下动悸
大承气汤		则有腹满实
桂茯丸		则有面红，下腹压痛充实
当归芍药散		则有腹挛急，经痛
大建中汤		则有胸中寒
半夏白术天麻汤		痰湿而眩晕

我们儿科有一个护士长年累月头痛，一旦头痛就会呕吐，给予吴茱萸汤原方 3 副，拿好药后因为药量太少没法在医院里代煎，都是住医院的宿舍楼，只好让她在微波炉里煮了，吃完一副就说全好了，后几副就不愿意吃了。所以，还有很多头晕或者头痛的带呕吐者，还要想到吴茱萸汤这个方子，此方用于脾胃虚寒或肝经寒气上逆，而见吞酸嘈杂，或头顶痛、干呕吐涎沫，舌淡苔白滑，脉沉迟者。此方主治：

1. 阳明寒呕　胃中虚寒，食谷欲呕，胸膈满闷，或胃脘痛，吞酸嘈杂。

2. 厥阴头痛　头痛干呕，吐涎沫。

3. 少阴吐利　呕吐下利，手足逆冷，烦躁欲死。

吴茱萸汤

吴茱萸 6g，党参 10g，生姜 10g，大枣 12 枚。

3 剂，水煎服，日 1 剂。

本人在临床上只要头痛伴恶心或呕吐涎沫及清水者，均投以吴茱萸汤原方，能迅速止痛止呕，且较长时间不再复发，另外，肝胃虚寒，浊阴上逆证，只要食后泛泛欲呕，或呕吐酸水，或干呕，或吐清涎冷沫，胸满脘痛，巅顶头痛，畏寒肢凉，甚则伴手足逆冷，大便泄泻，烦躁不宁，舌淡苔白滑，脉沉弦或迟，仍收捷效。可扩展用于慢性胃炎、妊娠呕吐、神经性呕吐、神经性头痛、耳源性眩晕等属肝胃虚寒者。

二、头胀晕乎因火旺

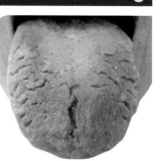

❶ **头胀头晕**——舌质红，为心肝火旺，火气上头而头胀头晕。

❷ **慢性咽炎、咽干**——舌前中部裂纹，为火灼津亏所致。

❸ **心烦**——舌尖红，热扰心神。

❹ **眼干眼涩**——舌质红为心肝火旺，热灼津伤，泪液不足。

这个是裂纹舌，看上去是否很害怕？为什么会出现裂纹呢？首先有一部分人是先天性的裂纹，称先天性舌裂，其特征是裂纹中有舌苔覆盖，且无不适症状。而此患者的舌面则有明显的沟裂，沟裂中并无舌苔覆盖。这种舌象一般多为阴血亏损，或阴虚火旺，或血虚失养所致。在辨证时，应从苔的干润来辨，若因干而裂，为热灼津伤，燥热严重。若苔上有津而裂，多为气虚所致。

另外，在外感初期的时候，舌象的变化有的并不是很大，所以在外感时期，问诊就起很重要的作用了。

本案因为舌质红为火旺，热血沸腾，火气冲冠上头故有头胀头晕，出现这种舌象多以头胀为主，重者血管被冲破而造成脑出血，有些人会有血压高的表现，所以其人也多有面赤，声高，大呼小叫，脾气急躁，口臭，大便拉球者。我们都知道，庄稼地如果因为太阳光的日照强，就会出现地皮开裂，对于人来说也是一样的，体内火旺就会造成脏腑津液不足而亏虚，进而反映到舌上面，说到这儿我就想到了干燥综合征，西医也是没啥好办法，而如果你是中医大夫，你分析后会用激素来治疗吗？

处方黄连解毒汤加减：

黄连解毒汤加减

黄连 10g，黄芩 10g，黄柏 6g，栀子 10g，麦冬 20g，菊花 15g，桑叶 10g。

7 剂，水煎服，日 1 剂。

便秘者，可以再加大黄泻下焦实热；吐血、衄血、发斑，加玄参、生地黄、牡丹皮以清热凉血；黄疸者，加大黄、茵陈清热祛湿退黄；疮疡肿毒者，加蒲公英、连翘以清热解毒。

方歌：黄连解毒汤四味，黄芩黄柏栀子备，

躁狂大热呕不眠，吐衄发斑均可为。

因为火旺，所以不难理解此病人的咽炎多为干哑，而心烦，舌尖红，为心火扰心所致，眼干眼涩为肝火旺导致泪腺的泪液被烧干所致。故而此病人如果要求治干燥综合征或者咽炎或者高血压，该怎么办呢？还是以此方加减来治疗就可以了。

三、淋巴结炎火上攻

上焦 ⊙

❶ **头晕**——舌前部舌质红，中部黄腻苔，为热血上头兼有痰浊上扰清窍。

❷ **口苦**——舌前质红为心火旺盛，热灼津伤。

❸ **心烦**——舌前部舌质红，为热扰心神。

❹ **眼干眼涩**——舌前部及舌边舌质红为心肝火旺，热灼津伤，泪液不足。

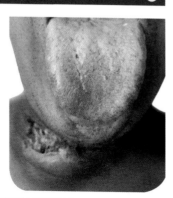

前面说到上火，看这个病人也是上火，淋巴结炎1个月余，抗生素用了1个月，未见好转，病情逐渐加重，反复查结核菌均未见异常。看舌前部舌质红，为心肺火旺兼有湿浊，热扰心神则心烦，热血上头则头胀头晕，心肝火旺则眼干眼涩。

处方给予小柴胡汤合黄连解毒汤加减：

小柴胡汤合黄连解毒汤加减

柴胡20g，黄芩20g，白芍20g，甘草10g，黄连10g，黄柏6g，栀子10g，连翘10g，蒲公英20g，法半夏10g，荔枝核20g。

7剂，水煎服，日1剂。

此病人为我院职工远方亲戚，后追踪连续服药1个月伤口愈合。想说的是颈部两侧为胆经所过，包括淋巴结癌、甲状腺疾病多以小柴胡汤加减为佳。小柴胡汤，出自《伤寒论》，为和解剂，具有和解少阳之功效。主治伤寒少阳病证。邪在半表半里，症见往来寒热，胸胁苦满，默默不欲饮食，心烦喜呕，口苦，咽干，目眩，舌苔薄白，脉弦者；妇人伤寒，热入血室，经水适断，寒热发作有时；疟疾，黄疸等内伤杂病而见以上少阳病证者，基本上都与胆经、肝经所过有关。

此方本人称之为柴连汤，取小柴胡汤中的柴胡和黄连解毒汤中的黄连，具有清肝解郁、调和心神、安神、清降胃火的功效，主要用来治疗痤疮、雷头风以及头、鼻、耳、乳腺疖肿、睑腺炎（麦粒肿）等，针对热在上焦而不降有很好的疗效。

四、甲状腺结节多气郁

上焦 ▶

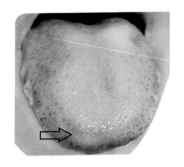

❶ **头晕**——舌胖，为气血亏虚，清阳不升。

❷ **甲状腺结节**——舌前右侧凸起，多有结节。

舌质胖大，为脾肾阳虚，气血不足，清窍失养而有头晕。舌前部右侧较左侧凸起，为右侧甲状腺结节。平常心眼不大，比较敏感，爱多思多虑，情绪不畅。

现在患甲状腺疾病的人越来越多，而找我看此类疾病的女同志占一大部分，可能与女性心细有关，有人说甲状腺疾病不是内分泌疾病吗？中医能治吗？往往抱着怀疑的态度，其实掰开了说甲状腺结节不就是甲状腺上长了个疖子吗？痤疮不是疖子吗？发个脾气，吃点辣子不就长起来了吗？时间久了有些病因就会成为寒包火或者上热下寒等。不管怎么着，只是叫法不一样，长的部位不一样罢了，长到乳腺我们叫乳腺增生，长到屁眼我们叫痔疮，名字不同而已。在甲状腺上拱起个包来，结果就把甲状腺激素水平打乱了，往往又变成了甲减或者甲亢，中医怎么没有办法治呢？中医有疏肝理气、清火散结的药，可以从根本上解决问题。

处方给予小柴胡汤合丹栀逍遥散加减：

小柴胡汤合丹栀逍遥散加减

柴胡 6g，党参 6g，白芍 20g，炙甘草 10g，黄芩 20g，牡丹皮 20g，栀子 20g，法半夏 10g，茯苓 20g，泽泻 20g，当归 20g，夏枯草 30g，荔枝核 20g。

7 剂，日 1 剂，调理 1 个月。

一般甲状腺疾病治疗当中，我最快的是半个月就所有指标全正常，而慢的有 3 个月，有半年的，仅一例是个搞 IT 的，天天加班，效果不明显，没办法生物钟全乱套了，甲状腺"压力山大"呀！有时候需要释然。

看到有句话是这样说的——

大气的女人，

别和往事过不去，

因为它已经过去，

别和现实过不去，

因为你还要过下去。

五、痤疮是面子问题

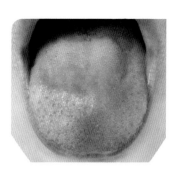

❶ **头晕**——舌胖大，质红，为湿热上蒸清窍，清窍失养。

❷ **失眠**——舌质红，为热扰心神。

❸ **心烦**——舌质红，为热扰心神，心神不宁。

舌胖大为脾肾阳虚，久而久之脾虚湿盛就会起来，再随着性格的变化，爱着急、爱上火就产生了热，所以"热＋湿＋阳虚"为此女子的体质。可以想象一下，一个烧水壶坐在火上加热，热气腾腾的就会把壶盖打开排湿热，而因为此女子情绪波动较大，火气本身应该把汗毛孔打开排汗，结果汗毛孔因为经常性地随着情绪紧张而收紧，吵架或者生气的时候是不是肌肉血管都会收缩，这都是交感神经的功劳，甚至有些人会被气得面红脖子粗或者脸色煞白或者手抖呢？体内的热气一旦排不出去，热血沸腾，在面部就会拱起来个包，我们叫它痤疮。当然了，可以再想象一下，如果热不重而湿气较重，发在皮肤和肉之间就会形成湿疹，一挤就会有水，如果热重就会腐熟变成红红的疖子，这样细说我想都应该能够明白痤疮的病因和发生湿疹的机制。

其舌质红，前部红为心肺热盛，因而会有心烦、睡眠差；舌中部胖大为脾胃虚弱，所以胃胀；而舌根中部凹陷，为肾阳不足，舌根也胖大，为湿热下注，故有双膝关节怕冷，腰膝酸软。

处方给予防风通圣散加减：

防风通圣散加减

防风 10g，川芎 10g，当归 10g，大黄（后下）6g，芍药 10g，麻黄 3g，连翘 10g，薄荷（后下）10g，黄芩 10g，桔梗 10g，栀子 10g，芒硝（冲）10g，荆芥 10g，白术 10g，石膏（先煎）20g，滑石（先煎）20g，炙甘草 10g。

7 剂，水煎服，日 1 剂。

说到防风通圣散，是中医方剂中比较有名的一个方，为表里双解剂，具有解表攻里、发汗达表、疏风退热之功效，主治表里俱实证。症见憎寒壮热无汗，口苦咽干，二便秘涩，舌苔黄腻，脉数。临床常用于治疗感冒、头面部疖肿、急性结膜炎、高血压、肥胖症、习惯性便秘、痔疮等，属风热壅盛，表里俱实者。此方好使，但是一定要结合体质审查火气的旺盛，火太旺麻黄用量一定要少或者不用，或者加大生石膏的剂量。我在初期应用此方的时候，没有经验，病人一吃药就会脸上发出更多的包，但是一般两天后就消退，人人爱美，面子上又起来了一大堆包，找你看病结果没看好又出来了一堆包，谁看了谁不急呀，所以有些人会认为给治坏了。后来使用防风通圣散治疗痤疮时，我就把麻黄给去了，只要脸上有痘痘，就不要轻易用麻黄。如果大便正常，芒硝、大黄也可以去掉。当然痤疮我还常用三个方子，加味逍遥散、桂枝茯苓丸和温经汤，依据病情而选用，可以参考我的经验。

六、乳腺增生因气滞

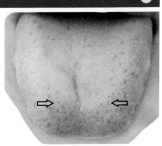

❶ **乳腺增生**——舌前部两侧凸起，为增生标志。

❷ **头晕**——舌胖，苔黄腻，为痰浊蒙蔽清窍。

❸ **慢性咽炎**——舌前中部凹陷，为慢性咽炎标志。

　　乳腺增生是女性最常见的乳房疾病，其发病率占乳腺疾病的首位。此病多发于 30～50 岁女性，发病高峰为 35～40 岁。近些年来该病发病率呈逐年上升的趋势，越来越低龄化，据调查70%～80% 的女性都有不同程度的乳腺增生。乳腺增生症是正常乳腺小叶生理性增生与复旧不全，乳腺正常结构出现紊乱，属于病理性增生，它是既非炎症又非肿瘤的一类疾病，很多人一旦检查出自己有此病就感到很害怕，其实大可以用粗俗的话来理解就是乳腺肿了，牙龈肿了你害怕吗？不害怕吧。

　　首先乳腺增生不是炎症，更不是肿瘤，而是机体对内分泌不平衡所起的生理性反应，是乳腺正常结构的错乱。一些病人有乳房胀痛、刺痛或隐痛等感觉，与月经周期有关，可扪及片状、颗粒状或结节状肿块，质韧，可行乳房 B 超或 X 线片鉴别诊断。

　　本案舌头前部两侧的凸起部分为乳腺部位，右侧乳腺增生更重，因为右侧较左侧更加凸起，舌前部的中部凹陷提示慢性咽炎，舌头胖大为脾肾阳虚，舌质淡为气血亏虚，血不养脑，故而头晕。

　　乳腺增生症属于中医"乳癖"的范畴。有关本病的描述最早见于《中藏经》，以后历代医家多有论述，对其病因病机、临床表现及治疗均有详尽的阐述。"乳癖"是由于气机不畅，在乳房部出现胀满疼痛，时缓时剧，疼痛时轻时重。《疡科心德集》中是这样描述的："有乳中结核，形如丸卵，不疼痛，不发寒热，皮色不变，其核随喜怒而消长，此名乳癖。"既描述了肿块的特点，又指出了乳腺增生与情志变化的关系。所以，大家可以想一想，在什么情况下自己的乳房会出现胀痛？不会平白无故就疼的，作为一名医生我是希望病人能够知道原因的，否则治疗半天，一旦又着急上火就又功亏一篑，又开始肿胀，又开始疼痛，所以，一定要认清发病的原因。郁闷、生气会造成乳腺增生甚至乳腺炎，更甚的会出现乳腺癌，比如《红楼梦》中林黛玉的饰演者陈晓旭大美女就是因患乳腺癌永远地离开我们见"上帝"去了，不过我在临床上发现像林黛玉这样的小脸，也就是大家所说的"瓜子脸"，乳腺增生的发生率会比其他脸型的人更高。

处方给予柴胡疏肝散合丹栀逍遥散加减：

柴胡疏肝散合丹栀逍遥散加减

柴胡 10g，陈皮 20g，川芎 20g，炙甘草 10g，白芍 20g，香附 10g，枳壳 15g，香橼 20g，佛手 20g，牡丹皮 10g，栀子 6g，茯苓 20g，夏枯草 30g，生龙骨（先煎）30g，生牡蛎（先煎）30g。

7 剂，水煎服，日 1 剂。

用方的时候，注意气郁气滞，气郁易化火，气滞易胀痛，加龙骨、牡蛎为的是镇静而安神，这样的病人大多都非常敏感。

另外，我在临床上配合敲打一穴位——肩井穴，效果也是很不错的，很多人不用吃药乳腺增生就消失不见了，大多在 1 个月左右就见效。下边是我对肩井穴的总结——肩井穴的多用途保健。

肩井穴位于颈到肩端的中部，肌肉较丰厚还比较凸起的地方，是足少阳胆经穴位，为手足少阳、足阳明、阳维脉之会，与五脏"骨肉相连"。

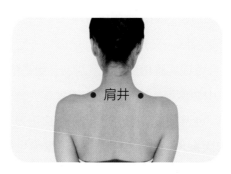

此穴很神奇，奇在能治很多病，奇在顺手就能做，操作简便，在临床上让病人敲打此穴治愈了很多疾病，如果有以下病症，不妨一试。

🪷 乳腺增生

一看到这个病，众多女同志都不会陌生，也深受痛苦，有的已经挨了刀，有的还在切与不切的痛苦纠结中。几个月前，有一女同志向我诉说其乳腺的痛苦，花了很多钱，也吃了很多药，见效并不是很明显。当时，考虑其爱着急、爱生气，就想让其揉揉脚上的太冲穴，可一想每天扳着臭烘烘的脚丫子就让她换成敲其肩膀上的肩井穴了，其实也没考虑此穴能否把她兵乓球大的肿块给敲下去，3个月后来告诉我说我医术太高明了，一下子我还想不起这个人，弄得我丈二和尚摸不着头脑，说她的包块没了，来感谢我一下，并开玩笑说她脸上的"鸟屎斑"随着敲此穴也下去不少了，后来她还告诉了好几个姐妹这样做，反映效果都不错。早、中、晚抡起自己的拳头，用小鱼际左、右各敲打此穴 72 下，记住是一天三次呦！坚持有效果。

头痛

此穴不治脑袋里边长个瘤所造成的头痛，咱就说一般的头痛，敲打敲打此穴还是很有效果的，不管是神经性头痛，还是紧张性头痛。

颈背痛

有些患颈椎病的人或者背肌劳损，所造成的后背僵硬、发紧、活动不利，不妨就让你的拳头亲吻你的肩，敲打敲打肩井穴吧，也是早、中、晚各 72 下，力度以酸胀感为宜。尤其那些电脑族，需要经常敲打敲打，肩部才不痛，越敲越舒服，工作才不苦。

防治感冒

当我们感冒的时候都会感觉后背或者脖子不舒服，怎么快速缓解呢？可以先敲此穴，当然有些人向我反映本身感冒脑袋都疼，敲的时候震得更疼，其实初敲的时候是这样子的，不妨配合着喝点热开水，然后再用手拿捏肩部的肌肉，虽痛但痛后会很舒畅，并且还可以退烧，一举两得。

胆囊炎

有一次，一位患胆囊炎的病人，做完相关检查后口袋里的钱已经所剩无几了，就愁眉苦脸的问我该怎么办，突然想到他在疼痛的时候右侧肩胛部也疼痛，正所谓"经脉所过，主治所及"，肩膀上不正好有肩井穴吗？正好属于胆经，就告诉他敲肩井穴吧，并把要领告诉了她，说实在的，真没把握也不知道对胆囊炎是否有效。嘱咐他如果没有效果还是需要来治疗的，结果下午这个病人满脸笑容的来表示已经不疼了，还不停地夸我医术厉害，问我还吃不吃药，我让他先不吃药看看，3 天后再复查 B 超，结果好了。后来翻看一些论文看到有此报道的，不过还需要更多的人去印证和反馈。

✿ 明视力

另外，有些病人还告诉我敲打此穴视力也会好点，中医认为：肝开窍于目，肝胆又相表里。可能他的视力与肝胆瘀滞、肝血虚所致有关，也有可能与颈椎病有关，通过敲打此穴舒缓了经脉，使经络通畅、气血充足，眼睛得养而明。

有人说自己敲自己嫌麻烦、嫌累，让别人敲行吗？建议除非是半身不遂可以让他人代替外，最好不要偷懒。此穴的其他神奇功效尚有待在以后的临床当中去发现和见证。

七、洗不干净的油脸

上焦 ▶

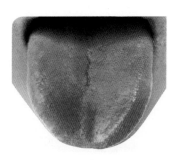

❶ **头脸爱出油**——舌质红，为火旺；而舌又胖大，多为湿，火加湿为湿热蒸腾于面，而头发、脸多油。
❷ **慢性咽炎**——舌前中部凹陷为咽炎标志。

相信很多人都有这样的舌头，也都有头脸爱出油的表现，前边提到过斑秃脱发的病人，像这样的病人一般舌头均比较胖大，其次舌质红，湿才会让舌头胖大，红说明有热，火上加湿就会变成水蒸气，体内的热把湿气蒸发出去，就要打开汗毛孔，头脸上的汗毛孔往外边渗出的"水"其实就是"油"水。

天天看着油光满面的"油脸"，你不感觉难受吗？可又有谁把这样的问题当回事呢？医生吗？没有！而是我们的化妆产业生产了祛油的洗面奶、祛油的洗发水，妆界因此而发了大财。

油脸，中医学称之为"湿热"，这与脾胃有关系，说到脾胃，可以先自检一下自己冒油的脸，再想想自己的脾胃好吗？

早在汉代时期，有个名医叫张仲景，他传下来一本活人书《伤寒杂病论》，这本书上记载："三阳合病，腹满身重，难以转侧，口不仁，面垢……若自汗出者，白虎汤主之。"该经典条文为面部冒油奠定了来源及从脾胃治疗的方向，腹满、身重、口中无味，这些都是消化出现了问题。另外，从经络上看足阳明胃经"起于鼻翼旁，挟鼻上行……向下沿鼻柱外侧，入上齿中……"摸摸自己的鼻子是不是油腻腻的，如果是就说明消化系统不好了。

面部出油，有相应的中成药：参苓白术丸、二陈丸、香砂六君丸、香砂养胃丸；如果火气太旺就可以选用龙胆泻肝丸、防风通圣丸、黄连解毒片等；如果合并腰酸腰痛的话，可以选用四妙丸等药；肝气不舒，可以再加木香顺气丸、开胸顺气丸、舒肝丸或者加味逍遥丸等；如果还有慢性咽炎，喉中有痰的话，最好就是用中草药来调理了。

面部出油，反映的是机体内部出现了问题，靠外在装饰永远都改不了脾胃虚弱和脾胃湿热的本质！而把化妆品的钱用在治根上，其实比什么都重要！

那么有什么食疗方可以改变呢？

山药薏米粥

山药 30g, 薏米 30g, 陈皮 10g, 熬粥。

佛手陈皮粥

佛手 30g, 陈皮 10g, 大米 (或小米) 少量, 熬粥。

绿豆冬瓜粥

绿豆 30g, 冬瓜 30g, 大米 (或小米) 少量, 熬粥。

赤小豆粥

赤小豆 30g, 大米 (或小米) 少量, 熬粥。

茯苓粥

茯苓 30g, 大米 (或小米) 少量, 熬粥。

八、舌诊定慢性咽炎

上焦

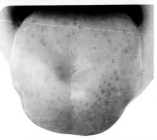

❶ **慢性咽炎**——舌前中部凹陷, 为咽炎标志。

❷ **头脸爱出油**——舌胖大, 又有红刺, 为湿热熏蒸于面而发头面油。

❸ **颈椎不好**——舌前中部凹陷也是颈椎疾病的标志。

　　舌前部的中间部位凹陷多为慢性咽炎, 代表的是咽喉部, 凹陷为虚, 虚则多痰气互结。慢性咽炎的病人现在很多, 一般都不当回事。但天天咽喉部一团黏黏糊糊的刺激嗓子还是很不好受的, 慢性咽炎是咽部黏膜的慢性炎症, 以咽部不适发干、咽部异物感或轻度疼痛干咳, 恶心、咽部充血成暗红色为主, 有些会在咽喉壁出现滤泡的增生。咽炎患者对风、寒和热、凉, 以及对一些异物会非常敏感。大部分都是爱清嗓子, 有些人还会咳或吐白色痰。但是, 这个白色痰液要分寒和热。慢性咽炎与中医学梅核气相似。

　　咽炎一般多见有三类：一类就是上边的胖大淡白舌, 这种多是痰湿所致，所选用的处方为小柴胡汤合半夏厚朴汤，半夏厚朴汤源自《金匮要略》，在《金匮要略·妇人杂病脉证并治第二十二》中指出："妇人咽中如有炙脔，半夏厚朴汤主之。"所谓"炙脔"，是中医常用以比喻堵塞咽喉中的痰涎，吐之不出，吞之不下，古人称之为"梅核气"，女性尤其多见，是主治咽喉部有异物感的专方。如果痰较多就可用小柴胡汤加甘草干姜汤，甘草干姜汤主治肺痿，吐涎沫而不咳者，因为干姜的作用，所以，对胖大舌脾胃痰湿而滋生黏痰者，有散寒化湿、调理脾胃的功效。

处方小柴胡汤合半夏厚朴汤加减：

小柴胡汤合半夏厚朴汤加减

柴胡 12g，黄芩 6g，白芍 10g，炙甘草 10g，厚朴 30g，茯苓 40g，干姜 15g，法半夏 15g，苏梗 20g，党参 10g，桔梗 10g，大枣 12 枚。

7 剂，水煎服，日 1 剂。

另一类的主要症状为咽干、咽哑，所选用的方子为玄麦甘桔汤，有点阴虚或者有点火的咽炎者就可以用，处方：玄参 5g，甘草 5g，桔梗 5g，麦冬 5g，我一般多告诉患者反复沏水喝，这样的病人多为教师。曾有个讲师到处讲课，舌头前部红红的，每次来取药，必要茶饮方，自己开玩笑说没有这个泡茶方就不能满堂唾沫星的说得天花乱坠。下图是这个老师的舌象。

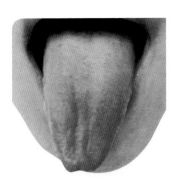

上焦

❶ **慢性咽炎**——舌前中部凹陷，为咽炎标志。

❷ **头脸爱出油**——舌质红为体内有热，热蒸于面而多油。

❸ **颈椎不好**——舌前中部凹陷也是颈椎疾病的标志。

　　最后一类就是感冒后出现咽痛了，这是肺热较盛，也会像上边的舌头一样舌尖红红的，所选的方子是银翘散。说到银翘散，屡试屡验，对风热感冒，急性咽炎，化脓性扁桃体炎，只要嗓子疼的这种病人效果都非常不错，包括有些肺炎、支气管炎、肺癌都有很好的疗效。但是不知道是大家不经常用这个方子呢，还是不会用这个方子的因素，用的人比较少。另外，有人也用了，比如市场上有银翘解毒片（丸），很多人吃完后都基本上没啥效果，其实是没用对这个方子。此方的服用方法非常重要，比如说化脓性扁桃体炎或者肺炎或者支气管炎，只要他嗓子疼咳嗽，咳嗽的是黄痰，那么我随手就是一个银翘散，一般一次只开 3 付，先泡 30 分钟，然后加热，开锅就关火，即取服，不过煮。因为肺药取轻清，过煮则味厚就会入到中焦，不治肺部疾病了。一般只要是频频口服的话，快的一天就能治愈，记住必须是频频口服，不要按照常规服用，一天吃 3 次是不佳的。

　　银翘散加减：金银花 10g，连翘 10g，竹叶 10g，牛蒡子 30g，淡豆豉 20g，甘草 10g，芦根 30g，丹参 20g。3 剂，水煎后，当茶喝。

九、颈椎一病不简单

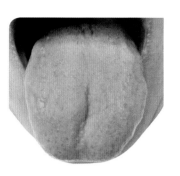

❶ **颈椎不好**——舌前中部凹陷也是颈椎疾病的标志。

❷ **头脸爱出油**——舌胖大，舌前略红为湿热熏蒸于面而发头面油。

❸ **慢性咽炎**——舌前中部凹陷为咽炎标志。

　　说起颈椎病，一定要知道目前颈椎病的诊断标准，很多人年纪轻轻颈椎不舒服就给下颈椎病的诊断，是错误的。颈椎病又称颈椎综合征，是颈椎骨关节炎、增生性颈椎炎、颈神经根综合征、颈椎间盘脱出症的总称，是一种以退行性病理改变为基础的疾患。主要由于颈椎长期劳损、骨质增生，或椎间盘脱出、韧带增厚，致使颈椎脊髓、神经根或椎动脉受压，出现一系列功能障碍的临床综合征，表现为椎节失稳、松动；髓核突出或脱出；骨刺形成；韧带肥厚和继发的椎管狭窄等，刺激或压迫了邻近的神经根、脊髓、椎动脉及颈部交感神经等组织，引起一系列症状和体征。

　　颈椎病在舌头上的表现，基本上和慢性咽炎的舌象一样，但是如果颈椎有侧弯，舌象上也会有侧弯的，需要注意了。在治疗颈椎方面目前有很多方法，如按摩、针灸、手法复位等，按摩手法经常用，一般都会立竿见影，病人揉完也舒服，药物治疗也是很有效果的，常用的方子如下。

方一：葛根汤加减

葛根 40g，桂枝 10g，白芍 20g，炙甘草 10g，干姜 10g，麻黄 3～9g，片姜黄 10g，大枣 12 枚。

7 剂，水煎服，日 1 剂。

葛根汤治疗项背强，无汗，后背怕风、怕冷、发紧者，注意葛根在《伤寒论》中的量是四两，量要大。

方二：桂枝加葛根汤加减

葛根 40g，桂枝 10g，白芍 20g，炙甘草 10g，干姜 10g，片姜黄 10g，大枣 12 枚。

7 剂，水煎服，日 1 剂。

此方为葛根汤去掉了麻黄，针对平常爱出汗，但后背怕风、发紧者。

方三：指迷茯苓丸加减

茯苓 30g，枳壳 15g，半夏 15g，芒硝（冲）3～10g，干姜 10g。

7 剂，水煎服，日 1 剂。

药物非常少啊，但是功效却是非常不错，所以一定要滚瓜烂熟地记住，一旦要用的时候可不要书到用时方恨少。曾经我问过很多院校毕业的学生，很多都没记过此方，比较悲哀。在颈椎病、肩周炎的治疗上，很多人认为都是血瘀（血脉不通）或者风湿所致，往往局限于别人的思维下，很多人的颈椎病眩晕，根其实都是脾胃。

指迷茯苓丸，别名治痰茯苓丸，主治痰流四肢及臂痛证。症见两臂疼痛，手不得上举，或左右肩臂反复疼痛，或两手疲软，或四肢浮肿，舌苔白腻，脉弦滑等。本方具有燥湿和中、化痰通络的功效。我在临床上只要看到胖大且舌苔白或者腻的舌头，病人一说到要治疗肩周炎或者颈椎病、网球肘、腕管综合征者，出手就是此方。如下图所示。

上焦 ⊙

网球肘患者，舌胖苔白略腻。

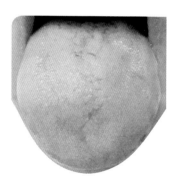

❶ **慢性咽炎**——舌尖凹陷，为肺气不足；舌尖胖大，为痰湿阻滞于上焦咽喉部，而引发慢性咽炎。

❷ **肩肘冷**——舌尖两侧部位胖大，多为上肢冷，上肢阳气不足。

注：前几章舌象以及后边舌象再次出现此类舌质，将不一一累述上述症候。

指迷茯苓丸原治臂痛，系因痰停中脘，上攻于臂所致。《黄帝内经》曰："脾主四肢。四肢皆禀气于脾，脾湿生痰，痰饮流于四肢，故见四肢疼痛，甚则浮肿。"《是斋百一选方》云："伏痰在内，中脘停滞，脾气不流行，上与气搏，四肢属脾，滞而气不下，故上行攻臂。"可见痰饮造成颈肩的疾病早早就有记载。方中半夏为君，燥湿化痰，和中化浊；茯苓健脾渗湿，与君药相配，既可消已成之痰，又绝生痰之路，为臣药。枳壳理气宽中，使气顺则痰消；然痰伏中脘，流注肢节，非一般化痰药所能及，故而加入味咸而苦之芒硝，取其软坚润下，既荡涤中脘之伏痰，又助消融四肢之流痰；更以姜汁糊丸，不但取其制半夏之毒，又可化痰散结，共为佐使药。

另外，我在治疗颈椎病的时候也经常选择一些穴位，有些能够立马见效，不妨一试。

拿手针灸处方

❶ 束骨穴——可针对后项僵硬者。

[**取穴**] 正坐垂足着地或俯卧位，在足跗外侧，第5跖骨小头后下方，赤白肉际处取穴。

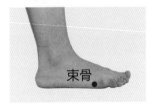

❷ 昆仑穴——可针对椎动脉型颈椎病。

[**取穴**] 在外踝后方，当外踝尖与跟腱之间的凹陷处。

[**椎动脉型颈椎病**] 典型症状：颈痛、后枕部痛、颈部活动受限，偏头痛，耳鸣、听力减退及耳聋，眩晕，视力减退、视

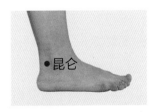

物模糊、复视、幻视及短暂的失明，发音不清、嘶哑及口唇麻木感，突感头昏、头痛，随即跌（坐）倒在地等症状。

❸ **后溪穴**——可针对神经根型颈椎病。

[取穴] 微握拳，第5掌指关节后尺侧的远侧，掌横纹头赤白肉际处。

[神经根型颈椎病] 典型症状：以手指麻木、指尖感觉过敏及皮肤感觉减退等为多见。

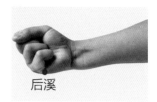

后溪

❹ **太溪穴**——可针对脊髓型颈椎病、椎间盘或骨质增生者。

[取穴] 位于足内侧，内踝后方与脚跟骨筋腱之间的凹陷处。

[脊髓型颈椎病] 典型症状：四肢麻木无力、活动不灵、走路时有踩棉花的感觉等。

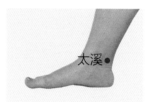

太溪

颈椎病患者可以把以上穴位作为日常保健穴，经常揉揉。

十、干眼视物很昏花

上焦 ⬇

❶ **眼干、嘴干、嗓子干**——舌前及舌边质红，为心肝火旺，热灼津伤。

❷ **慢性咽炎**——舌前中部凹陷为咽炎标志。

❸ **颈椎不好**——舌前中部凹陷也是颈椎疾病的标志。

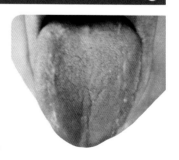

此舌质红，有裂纹，为火旺所致津液亏损，火旺灼津，泪腺分泌的泪液被烧干就成干眼症了。干眼症比较常见的症状是眼部干涩和异物感，其他症状有烧灼感、痒感、畏光、充血、痛、视物模糊易疲劳、黏丝状分泌物等。西医治疗基本上都是靠人工泪液进行点眼治疗，治疗这样的病人我多选用一贯煎，如果阴虚火旺者给予杞菊地黄丸治疗就可以了。

一贯煎加减

枸杞子 10g，生地黄 30g，麦冬 20g，川楝子10g，当归 10g，菊花 10g，桑叶 10g，北沙参10g，牛膝 10g。

7 剂，水煎服，日 1 剂。

如果心火太旺可以合黄连解毒汤，肝火太旺可以加重川楝子、菊花的用量，观其病症，知其盛衰，随证治之。

有的时候病人不愿意吃草药，可以用茶饮来代替。

茶饮方

菊花 10g，枸杞子 5g，黄芩 5g，甘草 5g。

沏茶喝。

第二节 中焦篇

一、胃酸嗳气到天涯

中焦 ▼

胃胀，反酸——舌中部为脾胃区，凹陷为脾胃虚弱，脾主运化，运化失司则胃胀；舌中有裂纹，就要考虑患者曾经胃火旺后造成干裂，久而久之脾胃虚弱了，结果裂纹也没有愈合，而舌质因为脾虚就胖大起来。

反酸的表现一般都要舌两侧红才会出现，叫"肝强脾弱舌"，而本舌中部的裂纹往咽喉部发展，大多有反流性食管炎。

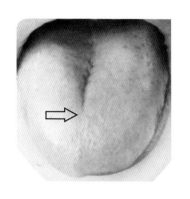

胃病大部分人都有，有些人很能吃以为自己就没有胃病，其实不然，大多数是因为胃热造成了消谷善饥所致；而有些人嗳气，有些人腹胀，有些人见饭没有食欲，有些人兼带没有味觉或者口臭等，均和胃有很大的关系。说好治是因为只要气顺了就好治，这个病人就是一着急一生气就胃胀腹胀，频频矢气，用疏肝理气健脾的药好一点后，遇到着急事情后就又重新开始胃胀嗳气，说明了什么呢？说明肝气郁结，脾胃不健，造成脾胃气机升降失和。

而在《黄帝内经》中记载："五藏所藏：心藏神，肺藏魄，肝藏魂，脾藏意，肾藏志……"当气血失和后，心藏神，主宰人的生命活动，我们常说的心神不宁就会起来，就会胡思乱想。而肺中的魄呢，肝所藏之魂呢，肾所藏之志呢？均影响到人的情志，所以胃病的人大部分都很敏感，与气血失和有关系，反过来又会加重胃病的发作。这种敏感不但是对人，而且对风对寒均比较敏感，可谓是"往来寒热"中典型的过敏人，所以"伤寒五六日中风，往来寒热，胸胁苦满，嘿嘿不欲饮食，心烦喜呕，或胸中烦而不呕，或渴，或腹中痛，或胁下痞硬，或心下悸，小便不利，或不渴，身有微热，或咳者，小柴胡汤主之。"这种情志以及睡眠和消化的异常均要以柴胡剂加减为准绳。

小柴胡汤加减

柴胡 10g，黄芩 10g，白芍 10g，炙甘草 10g，干姜 10g，远志 10g，炒薏苡仁 30g，莲子肉10g，瓦楞子 20g，香附 20g，枳壳 20g，法半夏10g，焦神曲 20g。

7 剂，水煎服，日 1 剂。

另外，给点提示，过敏性鼻炎、过敏性咽炎、过敏性皮炎患者，基本上都兼有胃病。

总结一下胃病常用的方子，当然不局限于此。

心下痞满或痞硬用方

经方	相同点	不同点
半夏泻心汤	均治心下痞满	半夏泻心汤则兼有呕吐
甘草泻心汤	或痞硬	甘草泻心汤则兼烦乱

经方	相同点	不同点
生姜泻心汤		生姜泻心汤则兼嗳气
三黄泻心汤		三黄泻心汤则兼有面红火旺之证
五苓散	均治心下痞满 或痞硬	五苓散则兼渴而小便不利
人参汤		人参汤则兼手足冷且脉沉迟或微弱
茯苓饮		茯苓饮则兼心下振水声

二、无苔胃病多干呕

中焦 ▼

❶ **胃脘嘈杂**——全舌无苔，质红，舌中部舌象提示胃阴不足，虚热内生，故见胃脘嘈杂。

❷ **饥不欲食**——阴液不足，胃失濡润，则见饥不欲食。

❸ **干呕呃逆**——胃气失降，则干呕呃逆。

❹ **口燥咽干**——胃阴亏虚，机体失润，则见口燥咽干。

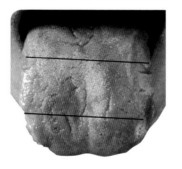

病患干呕，饥不欲食多年，曾口服多潘立酮（吗丁啉）、奥美拉唑、达喜等多种胃药，效果不佳，胃镜提示有糜烂性胃炎，一年四季无论去何地都自带一暖壶水，不能多喝，但时时口渴，刷牙干呕。

处方给予益胃汤加减：

益胃汤加减

沙参 15g，麦冬 15g，冰糖 10g，生地黄 15g，
玉竹 15g。

---

7 剂，日 1 剂，药煎好后当茶喝。

胃阴亏虚目前很多与干燥综合征有相似之处，干燥综合征（SS）是一个主要累及外分泌腺体（唾液腺、泪腺等）的慢性炎症性自身免疫性疾病，又名自身免疫性外分泌腺体上皮细胞炎或自身免疫性外分泌病。临床上除有唾液腺和泪腺受到损伤功能下降而出现口干、眼干外，还有其他外分泌腺及腺体外其他器官的受累而出现多系统损害的症状，其血清中则有多种自身抗体和高免疫球蛋白血症。本病分为原发性和继发性两类，目前尚无根治方法。主要是采取措施改善症状，控制和延缓因免疫反应而引起的组织器官损害的进展以及继发性感染。

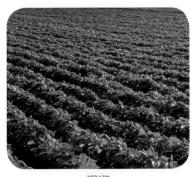

湿润

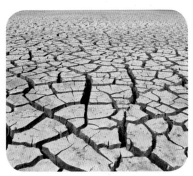

干亏

三、腹泻无情药有情

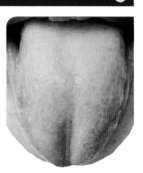

❶ **腹泻**——舌中部黄腻苔，为脾胃湿浊停滞，如果不是急性胃肠炎，平常就会轻度腹泻，每次排的也不多，大便还会粘马桶。

❷ **胃胀、嗳气**——为湿浊阻滞气机，气机升降失常所致。

❸ **纳谷不香**——湿浊阻滞气机，脾虚不运。

❹ **口黏**——湿性黏腻。

　　腹泻是一种常见症状，俗称"拉肚子"，是指排便次数明显超过平日习惯的频率，粪质稀薄，水分增加，或含未消化食物或脓血、黏液。急性腹泻发病急剧，病程在 2 ～ 3 周；而慢性腹泻为病程在 2 个月以上或间歇期在 2 ～ 4 周的复发性腹泻，很多人以为自己消化道通畅、消化好才这样，殊不知这都是病，得治。而本舌患者就是每天晨起一点稀黏便，饭后又一次稀黏便，到了公司上班后又一次，都已经成规律了，很不以为然，说实在的是来看阴囊潮湿的，不过这属于下焦的病，但其实都是湿浊所致。

　　给予藿香正气散合平胃散加减：

藿香正气散合平胃散加减

白芷 10g，紫苏 10g，茯苓 40g，半夏曲 10g，白术 30g，陈皮 10g，厚朴 10g，大腹皮 10g，桔梗 10g，苍术 30g，甘草 10g，藿香（后下）10g。

---

7 剂，水煎服，日 1 剂。

注：一般遇到湿邪所致疾病，用药差不多都在 2 个月左右，甚至更长，湿邪很难去，千万不要给病人夸海口说几天就见效。当然，腹泻还有很多好用的方子，都总结如下。

腹泻下利用方秘诀

经方	相同点	不同点
葛根汤		有表实热证
黄芩汤		主治湿热痢疾，腹痛或发热的热痢
葛根芩连汤		表邪未解的汗出而喘、脉促
赤石脂汤		无压痛，无里急后重
麻黄升麻汤		吐脓血
半夏泻心汤	俱治下利	心下痞硬而口苦
理中丸		心下痞硬而手足及腹部寒凉
五苓散		口渴而小便不利
四逆汤		手足厥逆，脉沉迟或浮迟
白头翁汤		主治热毒血痢乃热毒深陷血分之证，可见脓血

四、纳谷不香湿浊盛

中焦 ⊙

❶ **便稀次多——**舌中部质胖，为脾胃湿浊停滞，水湿泛滥于胃肠：吸收变差，或虚胖或头晕或嗜睡，为气血虚弱所致；肠道变成食物的滑梯一样，吃什么拉什么，也就是不吸收，便次一般多见晨起一次，上午

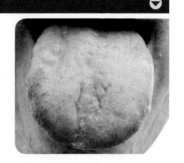

9 点多又一次，甚至下午还有一次，每次都不成形。

❷ **胃胀，嗳气**——为湿浊阻滞气机，气机升降失常所致。

❸ **纳谷不香**——湿浊阻滞气机，水谷不运。

❹ **口黏**——湿性黏腻。

同前边的舌症相似，但此种舌多寒湿，而前边带黄腻苔的湿浊舌多兼有热象较重。

此病人长年累月的吃饭不香，便稀遇寒加重，遇情绪波动亦加重，多思多虑，嗜睡，给予附子理中汤加减治疗：

附子理中汤加减

黑附子（先煎）10g，党参 10g，炒白术 20g，炮姜 10g，炙甘草 10g，远志 10g，山药 20g，莲子 10g，石菖蒲 10g。

---

7 剂，水煎服，日 1 剂。

另外，在治疗脾胃病的时候，有很多人是能够吃下去饭的，但是还经常胃胀不能化食消食，一般都会用柴胡疏肝散或者逍遥散来加减。但有的时候注意到即使用了化食的药物效果还是不佳。这种人胃是没有啥问题而是脾歇菜了，脾的运化功能得病了，有人说那就多加点补脾的药物呗，其实要注意到脏腑之间的相生相克，确实是应当补脾，但别忘了肾阳能生脾土，使脾阳温煦而达到运化功能，所以要从补肾中之火入手，才能升脾阳；如果不想吃饭，别忘了补补心火。胃之虚寒，责之心；脾之虚寒，责之肾。

五、从舌看反流食管

胃胀，反酸——舌中部凹陷，为胃热灼伤，后期肝郁脾虚，阳虚水泛而胖大，就形成胖大又有裂纹的舌象；舌中部的裂纹一直延伸到舌尖的咽喉部，就会出现反流性食管炎，可以看我在舌尖所做的标志。

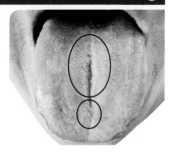

反流性食管炎系指由于胃和（或）十二指肠内容物反流入食管，引起食管黏膜的炎症、糜烂、溃疡和纤维化等病变，属于胃食管反流病。

主要症状如下：

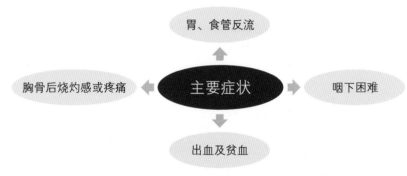

胸骨后烧灼感或疼痛：为本病的主要症状，多在食后 1 小时左右发生，半卧位、躯体前屈或剧烈运动可诱发，在服制酸剂后多可消失，而过热、过酸食物则可使之加重。胃酸缺乏者，烧灼感主要由胆汁反流所致，则服制酸剂的效果不著。烧灼感的严重程度不一定与病变的轻重一致。严重食管炎，尤其有瘢痕形成者，可无或仅有轻微烧灼感。

胃、食管反流：每于餐后、身体前屈或夜间卧床睡觉时，有酸性液体或食物从胃、食管反流至咽部或口腔。此症状多在胸骨后烧灼感或烧灼痛发生前出现。

咽下困难：初期常可因食管炎引起继发性食管痉挛而出现间歇性咽下困难；后期则可由于食管瘢痕形成狭窄，烧灼感和烧灼痛逐渐减轻而为永久性咽下困难所替代，进食固体食物时可在剑突处引起堵塞感或疼痛。

出血及贫血：严重的食管炎患者可出现食管黏膜糜烂而致出血，多为慢性少量出血。长期或大量出血均可导致缺铁性贫血。

这样的病人可选择的处方有：一贯煎、左金丸等。

❁ 一贯煎加减

组成 北沙参 10g，麦冬 10g，当归 10g，生地黄 10~30g，枸杞子 10g，川楝子 6g。

用法 水煎服。

功用 滋养肝肾，疏肝理气。

主治 此方主要针对阴虚胁痛证，可见有：胸脘胁痛，吞酸吐苦，咽干口燥，舌红少津，脉细弱或虚弦。

方解 证属肝肾阴虚、肝气横逆所致。肝体阴而用阳，主疏泄，疏泄失常，气郁停滞，横逆犯胃，而致胸胁疼痛，吞酸吐苦。阴虚液耗，津不上承，故咽干口燥，舌红少津。方中重用生地黄滋阴养血以补肝肾为君；辅以北沙参、麦冬、枸杞子配合君药滋阴生津、养血柔肝为臣；佐以当归养血和肝；使以少量川楝子疏肝泄热、理气止痛，遂肝木条达之性，该药性苦寒，与大量甘寒之品相伍，滋肝理气又不耗伤阴血，而肝气条畅，郁热可除。诸药合用，肝体得养，肝气条达，胸脘胁痛，吞酸吐苦，咽干口燥，舌红少津，脉细弱或虚弦诸症自除。

1. 有停痰积饮而舌苔白腻,脉沉弦者,属于证型不符,不可用。

2. 有虚热或汗多,加地骨皮;痰多,去枸杞子,加川贝母、桑白皮;舌红而干,阴亏过甚,加石斛;胁胀痛,按之硬,加鳖甲;烦热而渴,加知母、石膏;热盛加黄连、黄芩、天花粉;失眠,加酸枣仁;口苦燥,加黄连;便秘结,加瓜蒌仁、柏子仁。

左金丸

组成 黄连 12g,吴茱萸 2g。

用法 水煎服。

功用 清泻肝火,降逆止呕。

主治 肝火犯胃证,可见有:胁肋疼痛,嘈杂吞酸,呕吐口苦,舌红苔黄,脉弦数(本方常用于胃炎、食管炎、反流性胃炎、胃溃疡等属肝火犯胃者)。

方解 本方证是由肝郁化火、横逆犯胃、肝胃不和所致。肝经布于胁肋,肝火旺则火串两胁而胁肋胀痛;犯胃则胃失和降,故嘈杂吞酸、呕吐口苦;舌红苔黄,脉象弦数,乃肝经火郁之候。火热当清,气逆当降,故治宜清泻肝火为主,兼以降逆止呕。方中重用黄连为君,清泻肝火,使肝火得清,自不横逆犯胃;黄连亦善清泻胃热,胃火降则其气自和,一药而两清肝胃,标本兼顾。然气郁化火之证,纯用大苦大寒既恐郁结不开,又虑折伤中阳,故又少佐辛热之吴茱萸,一者疏肝解郁,以使肝气条达,郁结得开;一者反佐以制黄连之寒,使泻火而无凉遏之弊;一者取其下气之用,以和胃降逆;一者可引领黄连入肝经。如此一味而功兼四用,以为佐使。二药合用,共收清泻肝火、降逆止呕之效。本方的配伍特点是辛开苦降,肝胃同治,泻火而不至凉遏,降逆而不碍火郁,相反相成,使肝火得清，胃气得降，则诸症自愈。

六、舌看湿人成长记

中焦 ⬇

男性体湿的表现是什么样呢？

❶ 体形肥胖，啤酒肚，脂肪肝。

❷ 容易出汗，让人觉得是个"油"人。

❸ 总是觉得腰膝困重酸痛，不精神，见床就躺，那叫和床一个亲呀。

❹ 头晕晕乎乎，眼睛迷迷乎乎，眼屎多。

❺ 嘴黏黏乎乎，或口中犯甜；口腔溃疡总是不好。

❻ 耳朵流水或湿痒。

❼ 胸膈痞满，食欲不振，经常胃胀不乐意吃饭，或者饭量很大，说明又有胃火。

❽ 大便溏稀，黏黏乎乎。

❾ 小便混浊，不清亮。

❿ 阴囊潮湿。

⓫ 脚气。

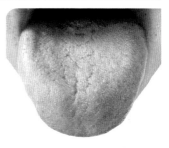

湿邪轻——无齿痕

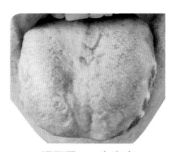

湿邪重——有齿痕

女性体湿都有什么表现呢？

❶ 油脂分泌旺盛，一张脸蛋像是油田，总是油光满面。

❷ 容易出汗，让人觉得不清爽。

❸ 体形肥胖，总是觉得浑身困重，懒洋洋的。

❹ 喜好食用甜食和油炸食品。

❺ 头晕晕乎乎，经常头晕还查不出毛病；眼睛迷迷乎乎，眼屎多。

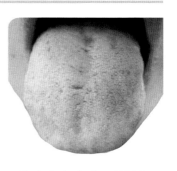

❻ 嘴黏黏乎乎，或口中犯甜；口腔溃疡总是不好。

❼ 耳朵流水或湿痒。

❽ 胸膈痞满，食欲不振，经常胃胀不乐意吃饭。

❾ 腰膝困重酸痛。

❿ 大便溏稀，黏黏乎乎；小便混浊，不清亮。

⓫ 白带多，阴痒，妇科炎症久治不愈，反复发作。

⓬ 脚气。

——印证一下，看看自己有吗？

以上是 3 个湿邪为主的舌象，为什么放在中焦篇呢？中焦脾胃为生湿生痰之源，脾胃虚弱，湿邪丛生，可千万不要以为，湿邪就单单会存在于人体某一部位，比如有些人认为存在于胃肠就会胃胀、长期腹泻，或者自己有了阴囊潮湿、头脸多油、女性白带多这些湿邪后，机体别的地方就不会有了，湿邪就不会到达别的地方了？大错特错。湿邪一旦发生，全身上下，无处不在，你家中蒸个馒头，水蒸气单单就会在厨房转悠？不会随风飘到别的地方？不可能。所以，一定要明白，只是表现的轻重不同，你自身的感受不同而已，故张仲景对湿邪的说法就是：

> 湿气为病，内外上下，
>
> 四处流行，随邪变化，
>
> 各具病形，按法诊治，
>
> 勿失纪纲。

而上边的 3 个舌象，就是湿邪在全身表现的说明，我就不一一分析了，要结合上、中、下三焦进行统筹分析，但是湿邪大部分是以中焦为发源地，故而提前阐明一下。

具体部位湿邪表现——

脾虚的人：大部分都是瘦子，不长肉，吸收不好。

脾湿的人：大部分都是胖子。

脾虚的人吃什么拉什么，这叫完谷不化。

脾湿的人喝水都长肉，吃什么都变成脂肪和垃圾存货，这不是真胖，是湿气太重。

太瘦的是脾胃吸收差，太胖的是脾胃湿气重。

上身胖：是脾胃不好；下身胖：是肝胆和脾胃不好；胳膊粗：是肠胃不好；后背肥：是膀胱经不通和虚寒，兼见月经不调。

我们都知道，天气冷的话，我们都会多穿一件衣服或者棉袄，同样的道理，我们身体哪个部位体寒了肉就会多，就会格外保护相应的脏器，这就是寒湿、湿邪所致的部位表现。

结合自己的身体，对号入座吧！

那么，很多人就又会问：我的湿气怎么来的？为啥那么难去呢？

病因分类	病因	共性
外湿	多雨或潮湿的气候或环境状态下，待处太久	沉重、秽浊、黏滞
内湿	饮食不节、过饥过饱，过食滋腻及甜食，缺乏适当运动等各种原因引起的脾脏生理功能失常、体内水湿停聚而形成的病理症状	

湿邪确实难以去除吗？治疗期间，如果用温热或者燥湿的药太过，湿邪就像水蒸气一样开始蒸腾，发于肌表，就变成潮热了，都是黏汗、口干舌燥；而湿热的热偏重了，赶紧用一下清热的药吧，结果寒性又起来了，湿邪又加重了；太轻的药物，治疗时间就会长久，但

是别看一些利水、发散或者温化水湿的药用着，结果呢？病人不运动、爱吃甜食，没有辣子就没胃口的人，或者脾气大，天天怒发冲冠点着火，这不是湿上加火，湿气更重吗？因而，管住嘴，迈开腿，调好情绪才是治疗湿邪之本。一些身体各处表现的湿邪病症用药，我会以后再讲，但还是要提供一些中成药作为临床常用药物的参考。

祛湿中成药：参苓白术丸、二陈丸、香砂六君丸、香砂养胃丸、香砂平胃丸、四妙丸、萆薢分清丸等。

敲 打 祛 湿

敲打三"窝"

❶ **腋窝的极泉穴**——位于腋窝顶点，腋动脉搏动处，是心经的重要穴位，可以去心脏的火毒，应常常按揉或者拨动，一般不少于36次，最少一天2次，以疏通经络，还可起到调理睡眠和解决心脏不舒服的问题，包括白领经常不明原因出现的心悸、胸闷状况。

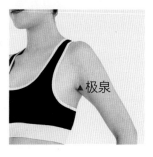
▲极泉

❷ **肘窝的曲池穴**——位于肘横纹外侧端，屈肘，当尺泽穴与肱骨外上髁连线中点，大肠经的湿浊之气聚集于此。
现代常用于治疗肩肘关节疼痛（或者肩周炎）、上肢瘫痪、高血压、荨麻疹、流行性感冒、扁桃体炎、甲状腺肿大、急性胃肠炎、感冒发热、咽喉炎、扁桃体炎等。可以在肘窝的位置连续拍打5分钟左右，以酸胀为宜。

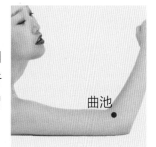
曲池

❸ **膝窝的委中穴**——膝窝又称腘窝，在腿窝的中心点上，这里有个穴位叫委中穴，是膀胱经上的穴位。膀胱经是人体最大的排毒去湿通道，而委中穴便是这个通道上的排污口，如果这里不通畅，湿气排不出去，可能会导致关节炎、腰痛等疾病的发生。所以平时在办公室可以按揉此穴位，每次拨动或者敲打不少于 36 次。

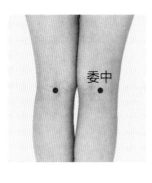

敲腿祛湿

❶ **阴陵泉穴**——位于小腿内侧，膝盖下方，小腿窝处，是脾经的合穴，可以健脾除湿。每天要用手指按揉或者敲打这里，时间不拘，空闲的时候就可以，每次 3 ~ 5 分钟。

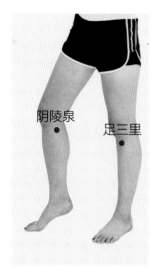

❷ **足三里穴**——位于小腿前外侧，当犊鼻下 3 寸，距胫骨前缘一横指（中指），是健脾胃的第一要穴，对所有的消化系统疾病均有效，当然除湿自然也就少不了它了。另外，中医认为，按摩足三里有调节机体免疫功能、增强抗病能力、调理脾胃、补中益气、通经活络、疏风化湿、扶正祛邪的作用。所以，这个穴位也是很重要的。

❸ **承山穴**——微微施力跷起脚尖，小腿后侧肌肉浮起的尾端即为承山穴，也是最有效的祛除人体湿气的穴位，有人说其效果跟红豆薏米粥有异曲同工之妙。通过刺激承山穴能振奋膀胱经的阳气，排出人体湿气。

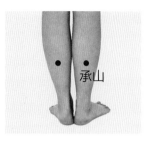

承山

食疗方

山药薏米粥 （针对寒热不明显者） 山药 30g，薏米 30g，陈皮 10g，熬粥。	**佛手陈皮粥** （针对气滞寒湿者） 佛手 30g，陈皮 10g，大米（或小米）少量，熬粥。	**绿豆冬瓜粥** （针对有热象者） 绿豆 30g，冬瓜 30g，大米（或小米）少量，熬粥。
赤小豆粥 （针对有热象者） 赤小豆 30g，大米（或小米）少量，熬粥。	**茯苓粥** （针对热象不明显者） 茯苓 30g，大米（或小米）少量，熬粥。	

以上粥中，要结合自身情况，寒湿重者加生姜 3 ~ 6 片或者再加肉桂 3 ~ 5g 熬粥，具有温化寒湿之妙。化湿之法，灵活运用，存乎一心。

祛湿不是两三天，
沉重黏糊很缠绵；
锻炼身体不可少，
忌烟忌酒不食甜。

七、大红舌象多便干

中焦 ▶

消谷善饥——舌中部舌质干裂，多为胃火旺盛，而易饥易饿。

反酸——舌中部裂纹一直延伸到舌尖的咽喉部，多为反流性食管炎。

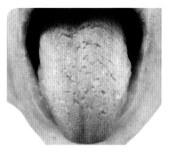

此病人以便秘来求诊，舌头上是看不出来便秘的，不要以为舌头能看出所有的病症，但是舌质红，舌又有干裂者，多因为火旺所致肠道津液亏损而便秘。

给予麻子仁丸加减治疗：

麻子仁丸加减

麻子仁 20g，枳实 20g，厚朴 10g，大黄 5g，杏仁 10g，麦冬 30g，生地黄 20g，芍药 30g。

7 剂，水煎服，日 1 剂。期间，如果大便通下，改为一剂药两天吃完；如果仍有便秘，逐步加重大黄用量。

肠道就像一条河道，而河道水是多是少直接影响着船舶的航行，很多人因自己的航道不通而烦恼。那么，你是靠开塞露才能通便呢？还是靠通泻药物来通便呢？一旦不用这些药物你又会出现什么样的问题呢？是药三分毒，不用不知道，用了戒不掉，你是否对依赖药物才能通便感到很无奈呢？当然，不仅仅是你一个人有这样的问题，流行病学资料显示，全球有 2% ~ 28% 的人正受到便秘的困扰，我国发病率为 10% ～ 15%，其中 60 岁以上的老年人占 18% ～ 23%，且近年来发病年龄呈年轻化趋势。一定要找到引起自己便秘的根，否则便秘的暂时解除，并不能一劳永逸。

（一）便秘的原因及治疗

1. 燥热内结，火热津枯　过食辛辣厚味、过服温补之品等可致阳盛灼阴，比如辣椒、羊肉等；热病之后，余热留恋肠胃，耗伤津液，比如有些人一感冒发热就没有了大便，并且干硬；或湿热下注大肠，使肠道燥热，伤津而便秘，这种便秘又称为热秘，并且又有一些人的大便黏黏乎乎，抽水马桶都不容易冲下去，这就属于湿热了。这种便秘的人，大家可以想象，就像一条船在干枯的河床上怎能行走呢？肠道没有了水分，大便这条船能顺畅下去吗？说说治疗吧，市场上有麻仁润肠胶囊，或者麻子仁丸皆可以选用，一定要把热给去掉才行。

2. 肝郁气滞，气机郁滞　情志不舒、忧愁思虑、久坐少动、久病卧床等引起气机郁滞，比如两个人吵架，吵完了还气愤填膺的，愿意吃饭吗？胃口当然不开了，还有些小心眼儿的人也是这样，长久的一肚子气，就会使肠道被抑制住，肠道不愿意动了，大便就在肠道里边"蜗居"，形成便秘，再长久了痔疮就出来了，其实这是自己在给自己"造病"呀！不妨用点六磨汤来调理调理吧。

3. 津液不足　像一些久病、产后、老年体衰的患者，就会气血两虚；消化系统不好造成吸收不好，气血怎能充足呀，如果再饮水量少，或者大病中，过于发汗、腹泻伤阴等，就会致大肠这个"传送带"转送无力，使肠道干槁，便行艰涩，所以称为虚秘，血虚津亏就是这个道理。大便就像上边干涸的无水的船舶一样，傻傻的待着。可以用增液汤等治疗。如果伴有血虚了，可以润肠丸来调理；气虚了，那就来点黄芪汤补补气，肠道气足了，就有劲儿干活清扫垃圾了。

4. 阳气衰弱，脾肾虚寒　另外，再想想河水在什么情况下还不能推动船舶呢？就是这条河水被冰封起来了，天寒地冻呀，人也一样，寒性体质的人，就是那些非常怕冷的人，肠道因寒怎能蠕动呢？一辆处于冬天的车其发动机被冻起来了，怎能发动起来开走呢？所以像这些人寒凝气滞，肠道传送无力，大便艰难，称为冷秘。治疗呢？用温通药，比如济川煎就是来治疗这样的病患的。

5. 血瘀梗阻　包块（肿瘤、痔疮等），最好是找专业医生进行诊治。

总之，要了解自己的体质情况，有目的的去治疗，而不是单单为了通便而通便。

（二）便秘食疗有多少

- 对于饮食量少、食物过于精细所致便秘者，给予含纤维素较多的食物（如韭菜、芹菜、菠菜、萝卜、黄豆、白薯、大麦、荞麦、玉米面）和水果。
- 纠正不良偏食习惯，多食用粗粮、豆类及其制品，增加维生素 B1 的摄取量，利于食物消化吸收和排泄。
- 多食用产气类食品，如生葱、生蒜、生黄瓜、生萝卜、炒黄豆等，增加肠蠕动，利于排便。
- 多饮温开水，每天清晨空腹喝 1 ~ 2 杯温淡盐开水。
- 适当多用油脂食品，如花生油、香油或葵花籽油，炖、煮肥腻食物等，可润肠，但尽量不食用油煎、炸烙、烤食物，易使肠胃生热上火。

- 对于老年人因体虚而便秘者，多食香蕉、蜂蜜、芝麻、核桃、杏仁等，起到润燥通便的作用。

（三）便秘的针灸、按摩治疗

1. 针刺或者按揉双侧支沟穴（手背部） 支沟穴能通调三焦气机，疏通经络，使经气宣上导下，气机顺畅则腑气通，故便秘之疾得愈。

支沟穴——位于手背腕横纹正中上3寸处。
方法： 用手指指面向下按压，或做圈状按摩。

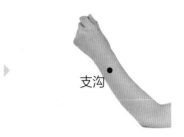

支沟

2. 按揉大肠俞

大肠俞——位于距离第4腰椎棘突下向外约1.5寸（比拇指略宽）。
方法： 以手指指面向下按压，或做圈状按摩。或用自己的拳头，在后腰穴位处按揉。

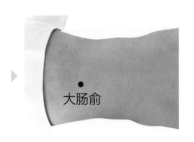

大肠俞

以上两穴，看似方法很小，但也希望你能众里寻治千百度，蓦然回首，原来便秘就在手腕、腰骶处！

第三节　下焦篇

一、阴道炎症莫痛苦

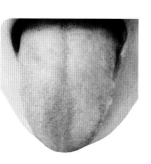

❶ **白带多**——舌根腻苔，多为带下病。

❷ **腰膝酸软**——舌根中部凹陷，为肾阳、肾气不足。

❸ **双下肢沉重乏力，怕冷**——舌根两侧白腻苔，为下焦寒湿，湿浊流注关节。

　　白带多 3 个月余，伴阴部瘙痒。曾用阴道栓剂、冰冻等疗法治疗，未见好转。现带下多，质稀，胃胀纳差，纳谷不香，腰膝酸软，小腹冷痛。给予完带汤治疗，用药 1 个月症状全消。

　　相信很多人都知道完带汤，一般白带多，我出手就是此方，此方中苍术、白术、山药这些健脾胃的药用量要大，一般起步 30g，效果会更好，因为脾胃为生痰生湿之源，说起白带其实和鼻涕有什么区别吗？都是流的水，就是部位不一样、叫法不同罢了。我们都知道受凉后会出现一把鼻涕一把鼻涕的，用什么方？小青龙汤对吧，不管是感冒还是过敏性鼻炎统治；而肺部会产生鼻涕吗？会呀，只是我们叫痰而已，鼻部产生的水我们叫鼻涕，肺部产生的水我们叫痰，想想胃部产生的水叫什么？所以，很多人食欲不振，感觉胃部有振水声，《伤寒杂病论》中给予白术茯苓厚朴汤、理中汤来治疗；水流在四肢，骨节就会烦疼，桂枝汤就可以搞定；肾有水呢？就会小便清长，我们用金匮肾气丸、五苓散都可以解决；水流到肌肉呢？肌肉就会发黄，肿胀，很多人睡醒一觉起来就感觉脸、腿、腰肿胀，查完一大堆检查没事的不少见吧，麻黄茯苓汤主之；而水到阴部呢？就是白带了，理是一样的，只是脏腑偏重不同而已。

如果体内有热出现了黄带就用易黄汤，这些是《傅青主女科》中很好用的方子，在此都给一并总结了。

此病人给予处方完带汤加减：

完带汤加减

苍术 30g，白术 30g，山药 30g，炙甘草 10g，陈皮 10g，党参 10g，柴胡 10g，车前子（包煎）30g，荆芥穗 10g，白芍 20g，炒薏苡仁 40g。

7 剂，水煎服，日 1 剂。忌食辣子和甜食。

注：女同志爱吃甜食，甜食容易碍胃，助湿，一定要在治疗期间禁止吃。

二、子宫肌瘤不可怕

下焦 ▼

❶ **肌瘤**——舌根中部两侧凸起，多有肌瘤。

❷ **腰膝酸软**——舌根中部凹陷，为肾阳、肾气不足。

❸ **双下肢沉重乏力，怕冷**——舌根两侧白腻苔，为下焦寒湿，湿浊流注关节。

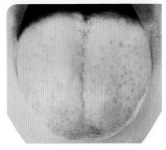

这是个患子宫肌瘤的年轻患者，近年来也是多发多见的一个病，就跟脸上长青春痘一样，只不过长到子宫里看不见而已。子宫里、脸上、乳腺上、直肠里、肛门等身体的每一个部位都不会平白无故冒出个痘痘来。锅盖被顶开是因为水被加热后水蒸气的力量，而身上冒出个包，一定有我们身体的热量出现，着急上火、爱生气、爱吃辣子等都是助力者，时间久者助长体内的痰湿、血瘀等这些致病产物的出现，就会使病情加重，愈后延长。

给予处方桂枝茯苓丸合加味逍遥散加减：

桂枝茯苓丸合加味逍遥散加减

柴胡 10g，陈皮 10g，川芎 20g，炙甘草 10g，牡丹皮 20g，桂枝 10g，茯苓 10g，法半夏 10g，白术 20g，干姜 5g，当归 20g，滑石（先煎）20g，赤芍 20g，泽兰 20g，益母草 30g。

---

7 剂，水煎服，日 1 剂。

给予 3 个月左右的调理，并让患者每天双手握空拳，自行敲打八髎穴，每天 300 下，促进盆腔血液循环，改善瘀阻。此方法还能增强性功能，具有治疗前列腺增生、痔疮以及臀部减肥的作用。

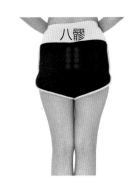

三、十人九痔效用方

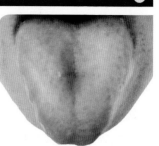

❶ **痔疮**——舌根中部凹陷，也是痔疮的表现。

❷ **腰膝酸软**——舌根中部凹陷，为肾阳、肾气不足。

❸ **双下肢沉重乏力，怕冷**——舌根胖大为脾肾阳虚，阳气不足。

说到痔疮，前边有很多舌头上也都有，只不过没有一一标注，"十人九痔"也是多发病、常见病，重者大多做了手术，不过很多还会发，为什么？一定不要认为手术就能断根，因为造成肛门能"长痘"的原因并没有被铲除掉，天上不会掉病的，都是我们自己在造病！听听那些发作痔疮的人说的，我不敢吃辣子，一吃就犯痔疮；我的大便不能干燥，一干燥就犯痔疮；我经常一上火就犯痔疮……

我治疗痔疮的常用方为乙字汤，乙字汤主治各种痔疮、大便燥结、便秘、痔核疼痛，具有消炎、清热、通便的功效。

此案所选用处方组成如下：

乙字汤

柴胡 10g，升麻 6g，黄芩 10～20g，甘草 10g，当归 10g，大黄 3～20g。

---

7 剂，水煎服，当茶喝。

另外，本方还可以有如下加减。

1. 便秘　加重大黄的量，或者再加枳实破气。

2. 痔痛　加重甘草的量，再加乳香、延胡索。

3. 痔核　合桂枝伏苓丸。

4. 脱肛便血　加黄连、生地黄、侧柏炭、地榆炭、槐花。

服用方法：饭前冷服比较好。忌食辣子、甜食、烟酒。每天敲八髎穴 300 下。

另外，还有一个被遗忘的中成药——地榆槐角丸。

组成：地榆炭 10g，槐角 10g，炒槐花 20g，大黄 3 ~ 10g，黄芩 10g，地黄 10g，当归 10g，赤芍 10g，红花 10g，防风 6g，荆芥穗 10g，炒枳壳 20g。

功效：疏风润燥，凉血泻热。

用于痔疮便血，发炎肿痛。

四、月经紊乱这道菜

下焦 ⊙

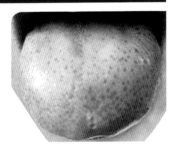

❶ **经期腹痛**——舌根中部胖大，苔白略腻，胖大，为脾肾阳虚，气血不足，推动无力，多经来时腹部冷痛，或者经血不下；略腻为有湿浊下注胞宫。

❷ **腰膝酸软**——舌根胖大，为肾阳、肾气不足。

❸ **双下肢沉重乏力，怕冷**——舌根胖大为脾肾阳虚，阳气不足。

在治疗月经紊乱或者不孕方面，古代诸医家分析得头头是道，让我们这些后继者情何以堪，起码我是没有太多的创新，只能老老实实的活用，看是气重、寒重，还是瘀重，下边的方子总有一款适合你。

1. **当归芍药散**　对于小腹疼痛的患者来说，只要是肝郁气滞、脾虚湿胜之血水互结的妇科疾病及肌瘤、肿瘤均可以用之。

2. **温经汤**　是很经典的调理月经的方子，常用于冲任虚寒所致腹痛腹冷，手脚冰凉，瘀血阻滞的妇科疾病及肌瘤、肿瘤，另外，此方我还多用在皮肤病，比如银屑病、老年性皮肤瘙痒及一些男科疾病上，都有很好的效果。

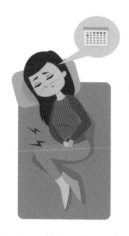

3. **桂枝茯苓丸**　多用于痛经及妇人小腹宿有包块，腹痛拒按，或下血色晦暗而有瘀块，舌质紫暗，脉沉涩的妇科疾病。

4. **少腹逐瘀汤**　是王清任流传下来的好方子，被称为种子安胎第一方，治疗瘀血症状明显的妇科疾病及肿瘤。

而本例患者舌根胖大为脾肾阳虚，给予温经汤合完带汤加减：

温经汤合完带汤加减

吴茱萸 5g，桂枝 20g，川芎 20g，炙甘草 10g，赤芍 20g，牡丹皮 10g，干姜 10g，法半夏 10g，党参 20g，苍术 30g，炒白术 30g，山药 30g，炒薏苡仁 30g，陈皮 10g，车前子 20g，柴胡 10g，荆芥穗 10g。

---

7 剂，水煎服，日 1 剂。

五、一眼看出痛经舌

（一）舌根胖

下焦　⬇

痛经舌——针对女同志来说，舌根中部胖大，苔白，此种舌前边也提到过，为什么单独提出来说明？就是此种舌多有痛经。舌根为盆腔，代表的是子宫、输卵管、肾等，当舌根胖大即可以看作是舌根水肿，说明寒湿、水湿比较重，多脾肾阳虚、寒凝经脉而发作痛经。

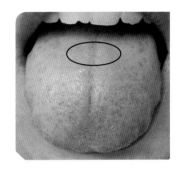

　　痛经舌还有一类是舌体瘦小，舌质红或有血瘀兼杂，当然有些痛经女同志并不是这种舌而亦发痛经，我说的是我们一眼就能看出来而不是把脉或者问诊所得到的情况。此王某，为常年经期腹痛，大家可以看到舌体还有散在的红点出现于舌面，为经期即将来临之象。给予乌鸡白凤丸连吃 3 个月而痛安，也可以用温经汤来治疗。

　　痛经为最常见的妇科症状之一，指行经前后或月经期出现下腹部疼痛、坠胀，伴有腰酸或其他不适，症状严重，影响生活质量。有原发性痛经和继发性痛经之分，原发性痛经指生殖器官无器质性病变的痛经，占痛经 90% 以上；继发性痛经指由盆腔器质性病变引起的痛经。

　　临床上有哪些表现呢？

　　1. 原发性痛经在青春期多见，常在初潮后 1 ~ 2 年内发病。

　　2. 疼痛多自月经来潮后开始，最早出现在经前 12 小时，以行经第 1 日疼痛最剧烈，持续 2 ～ 3 日后缓解。疼痛常呈痉挛性，位于下腹部耻骨上，可放射至腰骶部和大腿内侧。

3. 可伴有恶心、呕吐、腹泻、头晕、乏力等症状，严重时面色发白、出冷汗。

4. 妇科检查无异常发现。

（二）舌体长

长舌也多见痛经情况出现，为什么呢？长舌的人多心比较细，心思比较重，想得比较多，进而造成气滞血虚或者气滞血瘀，经期来而无力或者经期来而刺痛出现。

1. 血寒——长舌兼舌根胖大

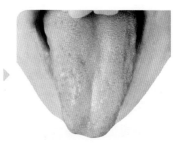

2. 血热——长舌 + 红舌 = 痛经 +
   经少

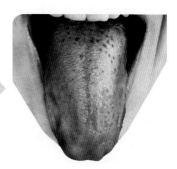

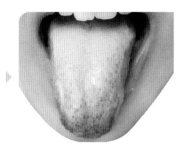

3. 胖大兼瘀点——为寒加瘀滞不通

🌸 西药治疗

1. 前列腺素合成酶抑制药　常用的药物有布洛芬、酮洛芬、甲氯芬那酸、双氯芬酸等。

2. 口服避孕药　适用于要求避孕的痛经女性，有效率达 90% 以上。

🌸 中医治疗方案多（选择其一）

1. 血海穴——活血化瘀，通络止痛。
位置——屈膝，在大腿内侧，髌底内侧端上 2 寸，当股四头肌内侧头的隆起处。

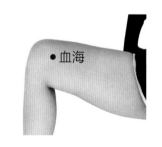

2. 搓擦腰骶——强腰壮肾，活血通络。
方法——将双手手掌分别放在腰骶部两侧，自上而下用力搓擦腰骶部 0.5 ～ 1 分种，以腰部发热为佳。

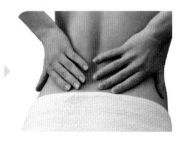

3. 腰阳关穴下骨缝中进行按压5分钟左右。

位置——在腰部，后背正中线上，第4腰椎棘突下凹陷中。

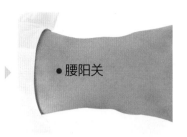

● 腰阳关

4. 生姜红糖水。

5. 中药治疗

🌸 **中成药选择**

乌鸡白凤丸：为补益剂，具有补气养血、调经止带之功效。用于气血两虚，身体瘦弱，腰膝酸软，月经不调，崩漏带下。

组成 乌鸡（去毛爪肠）、鹿角胶、鳖甲（制）、牡蛎（煅）、桑螵蛸、人参、黄芪、当归、白芍、香附（醋制）、天冬、甘草、生地黄、熟地黄、川芎、银柴胡、丹参、山药、芡实（炒）、鹿角霜。

解析 主药乌鸡性味甘平，主阴虚发热，虚劳羸弱；鹿角胶性味干咸，善助阴中之阳；人参、黄芪、山药性味甘温而平，重在益气健脾；当归、白芍、熟地黄、川芎（即四物汤）补血、养血、活血；麦冬、生地黄、制鳖甲、银柴胡、丹参性味甘咸寒，有滋阴退热、清凉散瘀、清心除烦之效；鹿角霜、桑螵蛸、煅牡蛎、芡实性味咸甘平，既能宁神定志，又能收敛；在大补气血，填精益髓诸药中，又配以香附疏泄肝气，理血中之气，以防补之过急致气滞阴凝之痹。诸药融温补、滋阴、敛涩、调和等法为一方，具有阴中求阴、阳中求阴的功效。

艾附暖宫丸：为温里剂，具有理气补血、暖宫调经之功效。用于血虚气滞、下焦虚寒所致的月经不调、痛经，症见行经后错、经量少、有血块、小腹疼痛、经行小腹冷痛喜热、腰膝酸痛，甚或不孕。

组成 艾叶（炭）、香附（醋炙）、吴茱萸（制）、肉桂、当归、川芎、白芍（酒炒）、地黄、黄芪（蜜炙）、续断。

解析 方中艾叶、香附暖宫温经散寒为主药；吴茱萸、肉桂温经散寒通脉为辅药；当归、川芎、白芍皆入肝经，能活血祛瘀，养血调经，黄芪、地黄益气滋阴养血，续断活血通经，共为佐药。全方合用，共奏理气补血，暖宫调经之功。

元胡止痛片或者胶囊：为理气剂，具有理气、活血、止痛之功效。主气滞血瘀所致的胃痛、胁痛、头痛及痛经。

组成 延胡索（醋制）、白芷。

解析 方中延胡索辛散温通，既善于活血祛瘀，又能行气止痛，为本方之君药。白芷辛散温通，长于祛风散寒，燥湿止痛，为本方之臣药，助延胡索活血行气止痛。全方合用，共奏理气、活血、止痛之功。

益母草膏：主要成分为益母草，具有调经养血、化瘀生新的功效。用于血瘀气滞引起的月经不调，经行腹痛，量少色暗。

当归芍药散：是一种片剂，当归具有补血活血、调经止痛、润肠通便的功效。白芍有养血敛阴、补而不腻、柔肝缓中、止痛收汗等功效。当归芍药散具有养血调肝、健脾利湿、养血益脾等功效。本方主治妇人肝虚气郁，脾虚血少，肝脾不和之证，重用芍药以敛肝止痛，白术、茯苓健脾益气，合泽泻淡渗利湿，佐当归、川芎调肝养血。诸药合用，共奏肝脾两调、补虚渗湿之功。

❁ 中草药方剂选择

少腹逐瘀汤

组成 小茴香（炒）7 粒、干姜 0.6 克、延胡索 3 克、没药 6克、当归 9 克、川芎 6 克、官桂 3 克、赤芍 6 克、蒲黄 9 克、五灵脂 6 克。

功用 活血祛瘀，温经止痛。

主治 少腹瘀血积块，疼痛或不痛，或痛而无积块，或少腹胀满，或经期腰酸、小腹胀，或月经一月见三五次，接连不断，断而又来，其色或紫或黑，或有血块，或崩或漏，兼少腹疼痛，或粉红兼白带者，或瘀血阻滞，久不受孕等证。为瘀血结于下焦少腹。

下焦包括肝肾在内，由肝肾等脏腑功能失调，寒凝气滞，疏泄不畅，血瘀不适，结于少腹，故症见少腹积块作痛，或月经不调等杂病。治宜逐瘀活血、温阳理气为法。故方用小茴香、肉桂、干姜味辛而性温热，入肝肾而归脾，理气活血，温通血脉；当归、赤芍入肝，行瘀活血；蒲黄、五灵脂、川芎、延胡索、没药入肝，活血理气，使气行则血活，气血调畅故能止痛。共成温逐少腹瘀血之剂。

温经汤：为理血剂，具有温经散寒、养血祛瘀之功效。主治冲任虚寒、瘀血阻滞证。漏下不止，血色暗而有块，淋漓不畅，或月经超前或延后，或逾期不止，或一月再行，或经停不至，而见少腹里急，腹满，傍晚发热，手心烦热，唇口干燥，舌质暗红，脉细而涩。亦治妇人宫冷，久不受孕。临床常用于治疗功能性子宫出血、慢性盆腔炎、痛经、不孕症等属冲任虚寒、瘀血阻滞者。

组成 吴茱萸、麦冬各 9g，当归、芍药、川芎、人参、桂枝、阿胶、牡丹皮、生姜、甘草、半夏各 6g。

功用 温经散寒，养血祛瘀。

主治 冲任虚寒、瘀血阻滞证。漏下不止，血色暗而有块，淋漓不畅，或月经超前或延后，或逾期不止，或一月再行，或经停不至，而见少腹里急，腹满，傍晚发热，手心烦热，唇口干燥，舌质暗红，脉细而涩。亦治妇人宫冷，久不受孕。

解析 本方证因冲任虚寒、瘀血阻滞所致。冲为血海，任主胞胎，二脉皆起于胞宫，循行于少腹，与经、产关系密切。冲任虚寒，血凝气滞，故少腹里急、腹满、月经不调，甚或久不受孕；若瘀血阻滞，血不循经，加之冲任不固，则月经先期，或一月再行，甚或崩中漏下；若寒凝血瘀，经脉不畅，则致痛经；瘀血不去，新血不生，不能濡润，故唇口干燥；至于傍晚发热、手心烦热为阴血耗损，虚热内生之象。本方证虽属瘀、寒、虚、热错杂，然以冲任虚寒、瘀血阻滞为主，治当温经散寒，祛瘀养血，兼清虚热之法。

方中吴茱萸、桂枝温经散寒，通利血脉，其中吴茱萸功擅散寒止痛，桂枝长于温通血脉，共为君药。当归、川芎活血祛瘀，养血调经；牡丹皮既助诸药活血散瘀，又能清血分虚热，共为臣药。阿胶甘平，养血止血，滋阴润燥；白芍酸苦微寒，养血敛阴，柔肝止痛；麦冬甘苦微寒，养阴清热。三药合用，养血调肝，滋阴润燥，且清虚热，并制吴茱萸、桂枝之温燥。人参、甘草益气健脾，以资生化之源，阳生阴长，气旺血充；半夏、生姜辛开散结，通降胃气，以助祛瘀调经；其中生姜又温胃气以助生化，且助吴茱萸、桂枝以温经散寒，以上均为佐药。甘草尚能调和诸药，兼为使药。诸药合用，共奏温经散寒、养血祛瘀之功。

本方的配伍特点有二： 一是方中温、清、补、消并用，但以温经补养为主；二是大队温补药与少量寒凉药配伍，能使全方温而不燥、刚柔相济，以成温养化瘀之剂。

运用 本方为妇科调经的常用方，主要用于冲任虚寒而有瘀滞的月经不调、痛经、崩漏、不孕等。临床应用以月经不调、小腹冷痛、经血夹有瘀块、时有烦热、舌质暗红、脉细涩为辨证要点。

加减化裁 若小腹冷痛甚者，去牡丹皮、麦冬，加艾叶、小茴香，或桂枝易为肉桂，以增强散寒止痛之力；寒凝而气滞者，加香附、乌药以理气止痛；漏下不止而血色暗淡者，去牡丹皮，加炮姜、艾叶以温经止血；气虚甚者，加黄芪、白术以益气健脾；傍晚发热甚者，加银柴胡、地骨皮以清虚热。

......

六、不孕肥胖能惹祸

下焦 ▶

❶ **腰痛**——舌根胖大为寒湿下注腰府，肾阳不足。

❷ **白带多**——舌根白腻苔，为湿浊下注胞宫

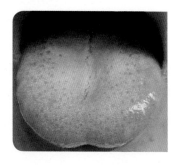

此病人为多囊卵巢综合征患者，月经半年未来，身体肥胖，多毛，结婚两年多未孕，查双侧卵巢增大并呈多囊性改变，雄激素过高。目前，多囊的病人还挺多，看此病人舌尖中部凹陷且有裂痕，还有慢性咽炎，遇寒嗓子就会出现黏痰。很多人看完这个舌头会以为气虚的原因，其实是湿盛所致。肥胖人的湿气，多责之脾土受损，脾胃为生湿之源，所以湿盛者多肥胖，跟水肿了一样，肥胖者还多

气虚，气虚者多痰涎，外表看着五大三粗很壮实，其实是个空壳，是内虚，内虚则气必衰，不能化气生精；气衰进而不能化气行水，而湿停于肠胃之间，所以很多胖人会感觉肚子里边叽里咕噜有水声出现，久而久之就成痰涎。湿邪趋下，浸润胞胎，日积月累，则胞胎就成一片水洼地了，不适合孕育新的生命。另外，胖人难道仅仅就是外表胖吗？子宫也是胖的。所以必须以泄水化痰为主，千万不要着急，可不是一两个月就能马上解决问题的。

先给予补中益气汤加减，补脾胃之气，化其痰湿治疗：

补中益气汤加减

黄芪 20g，炒白术 30g，陈皮 10g，党参 20g，柴胡 10g，当归 10g，升麻 5g，茯苓 10g，半夏 10g。

7 剂，水煎服，日 1 剂。

痰涎减少后，再给予温经汤合五苓散加减治疗，利其子宫水湿，使阳气足，窍自通，精能摄，湿邪除，胎可安。

温经汤合五苓散加减

吴茱萸 5g，桂枝 20g，川芎 20g，当归 10g，白芍 10g，牡丹皮 10g，干姜 10g，法半夏 10g，麦冬 10g，党参 10g，猪苓 10g，滑石（先煎）30g，肉桂 10g，杜仲 10g，川续断 10g，炙甘草 10g。

7 剂，水煎服，日 1 剂。

七、妇科炎症舌上显

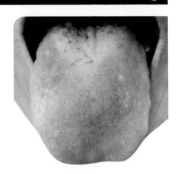

❶ **宫颈炎**——舌根白腻苔，为湿浊下注，舌前舌中的舌质较红为热，而舌质还略显胖，说明又有湿，湿热交杂下注于下焦，所以这种舌头提示有阴部瘙痒；而纯粹的舌根白苔或者白腻苔，舌质不红，较少出现瘙痒。

同样的对于男同志来说，如果出现这种舌头，就会阴囊潮湿伴瘙痒，又叫"绣球风""阴囊湿疹"等。

❷ **腰痛**——舌根胖，为肾阳不足，又有白腻苔，为湿浊下注，故腰痛伴下坠。

❸ **子宫肌瘤**——舌根两侧隆起，多见肌瘤。

张某，女，44岁，妇科查：宫颈Ⅲ度糜烂，尿常规检查正常。以阴部瘙痒伴黄白相间带下来诊，易急易怒，口苦咽干，目涩，尿急尿频。属于心火下移，下焦湿注。

妇科炎症是女性的常见病、多发病，主要是指女性生殖器官的炎症（外阴炎、阴道炎、宫颈炎、子宫炎、盆腔炎、附件炎、性传播疾病等）。女性的生殖器官通常会发生不同的急性和慢性炎症，多是在受到各种致病菌侵袭感染后发生的炎症。而我在临床上治疗此类病症的体会，病因多与火热有关，我们都知道心火旺或者胃火旺或者肝胆火旺，火气上炎就会造成口腔黏膜溃疡，而有些人往往不往口腔上走，却往下走，走到阴部就会发生阴部的溃疡，不管西医叫什么名字，阴道炎也好、宫颈炎也好，中医的辨证思路不变，多选用导赤散加黄柏，导赤散中有木通，为了避免对肝肾的毒性，我多用通草来代替，方小但是很有用；另外一部分人就是湿热下注，此类是湿和热交织到一起，就要看痒和不痒了，或者带下兼有黄色、瘙痒就属热重，湿重而不痒就会阴部多潮湿、多黏稠带，所以在用药的时候清热药多一分少一分就要酌量而用之，这是关键点，一般龙胆泻肝汤、易黄汤均有效，就看肝火大小情况来用。

给予导赤散加减处方：

导赤散加减

生地黄 20g，通草 10g，竹叶 10g，生甘草 10g，黄柏 10g，滑石（先煎）20g。

7剂，水煎服，日1剂。

说到带下病，明清时期傅青主老先生分得很细，我在临床上多遇到的还有一种是脾虚湿盛者，平常爱生气，结果造成脾胃虚弱，水湿泛滥，白带较多，胃肠、小腹、四肢均恶寒怕冷，为湿盛火衰，肝郁气弱，湿土之气下陷不能化荣血以为经水，反而从阴户直下成为白带。

李某，女，35岁，产后着凉，带下清水10余年，随后就展开了慢慢求医路，多在西医妇科求治，做了很多遍妇科检查，采用消炎药、冰冻疗法、激光疗法等方法治疗，效果不佳，笑称她为西医的忠实"粉丝"，看舌象如下。

❶ **腰痛**——舌根胖大，为肾阳不足，寒湿不能温阳。

❷ **四肢恶寒**——舌根胖大，寒湿下注，肾阳不能温煦。

❸ **白带较多**——全舌胖大，寒湿较重，脾肾阳虚不能行水而趋下。

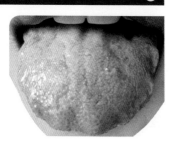

给予处方《傅青主女科》完带汤：

《傅青主女科》完带汤

苍术 30g，山药 30g，党参 10g，炒白术 30g，白芍 10g，陈皮 20g，荆芥穗 10g，车前子（包煎）20g，柴胡 10g，炙甘草 10g。

水煎服。

1 周后白带减少，欣喜若狂，但仍用衬垫，2 周后阴部潮湿又减轻一半，服用 1 个月白带消失，后以六君子丸合金匮肾气丸巩固。本方好使，只要不是黄带、黑带，出手就是此方，唯一要注意的一点就是健脾燥湿的苍术、白术和山药量要大。

妇 科 祛 湿 归 纳

在治疗妇科湿气病人的时候，我还是比较遵守清代名医傅山的用方用药之道的，在我们没有本事之前，不妨先站在"巨人"的肩膀上，继承先人的治疗思路，然后再去创新和发展。而在治疗妇人带下病上，傅山那是高手中的高手，从肝、脾、肾三脏上用方用药，统筹兼顾，相辅相成。

妇科祛湿法一：健脾疏肝燥湿法

用方 完带汤。

功效 补脾疏肝，化湿止带。此法针对湿盛而火衰患者，为肝郁而脾气虚所致的白带多而设。

主治 脾虚肝郁，湿浊带下。带下色白，清稀如涕，面色㿠白，倦怠便溏，舌淡苔白，脉缓或濡弱（本方常用于阴道炎、宫颈糜烂、盆腔炎而属脾虚肝郁，湿浊下注者）。

组成 白术 30g，山药 30g，党参 10g，白芍 10g，车前子 10g，苍术 30g，炙甘草 10g，陈皮 10g，黑芥穗 10g，柴胡 10g，炒薏苡仁 30g。

方中妙在以党参、白术、山药补气健脾燥湿为君；苍术、陈皮燥湿运脾，芳香行气为臣；车前子淡渗利湿，白芍疏肝扶脾，柴胡升阳，芥穗祛风胜湿止带为佐；甘草调药和中为使。

观其全方，重在一个"湿"字，其补、散、升、清都是为湿邪开路，所谓健脾和胃，疏肝达木，无非是使"风木不闭，地气升腾"，湿气自消。方中药共十味，而各药用量轻重悬殊，主次分明，佐使有制，学者须细琢磨，后始有得也。

引经据典 《傅青主女科》记载："夫带下俱是湿证，而以带名者，因带脉不能约束，而有此病，故以名之，盖带脉通于任督，任督病而带脉始病……加以脾气之虚，肝气之郁，湿气之侵，热气之逼，安得不成带下之病哉？故妇人有终年累月下流白物，如涕如唾，不能禁止，甚则臭秽者，所谓白带也。夫白带乃湿盛而火衰，肝郁而气弱，则脾气受伤，湿土之气下陷，是以脾精不守，不能化荣血以为经水，反变成白滑之物，由阴门直下，欲自禁而不可得也。治法宜大补脾胃之气，稍佐以舒肝之品，使风木不闭塞于地中，则地气自升腾于天上，脾气健而湿气消，自无白带之患矣。"

妇科祛湿法二：疏肝解郁利湿法

用方 加减逍遥散。

功效 疏肝解郁，利湿清热。此法为肝郁脾经湿热之青带所设。

主治 妇人带下色青，甚则如绿豆汁，稠黏不断，其色腥臭，或兼胁胀，渴不欲饮，苔薄黄腻，脉濡数。

组成 柴胡 12g，陈皮 10g，茯苓 20g，生甘草 6g，炒栀子10g，茵陈 20g，白芍 10g。

方药妙在只以柴胡达木舒肝，加陈皮调气开郁，倍茯苓淡渗以利中焦之湿；生甘草以泻火、解毒、缓急。有虑其过甘令人中满，况本证乃肝郁湿热，似非所宜。然此方甘苦同用，渗利并行，则泻而不伤，行而不壅。再观其以栀子之苦寒直泻郁火，茵陈清热利湿，协同茯苓下达膀胱而利水，理义更明。然上述诸药，旨在去病。毕竟肝为将军之官，体阴用阳，祛邪属急务，但易损及肝阴，故以白芍一味，柔养肝木，酒炒不致留邪。宗上而治，则肝气得清，湿热难留，带亦自止。此傅氏所指，清热，不能不问肝气之气意。

引经据典 《傅青主女科》记载："妇人有带下而色青者，甚则绿如绿豆汁，稠粘不断，其气腥臭，所谓青带也。夫青带乃肝经之湿热。肝属木，木色属青，带下流如绿豆汁，明明是肝木之病矣。但肝木最喜水润，湿亦水之积，似湿非肝木之所恶，何以竟成青带之症？不知水为肝木之所喜，而湿实肝木之所恶，以湿为土之气故也。以所恶者合之所喜必有违者矣。肝之性既违，则肝之气必逆。气欲上升，而湿下带青欲下降，两相牵掣，以停住于中焦之间，而走于带脉，遂从阴器而出。其色青绿者，正以其乘肝木之气化也。逆轻者，热必轻而色青；逆重者，热必重而色绿。似乎治青易而治绿难，然而均无所难也。解肝木之火，利膀胱之水，则青绿之带病均去矣。方用加减逍遥散。"

妇科祛湿法三：健脾固肾渗湿法

用方 易黄汤。

功效 固肾止带，清热祛湿。此法为湿热流注下焦，伤及冲任而为黄带所设。

主治 肾虚湿热带下。带下黏稠量多，色黄如浓茶汁，其气腥秽，舌红，苔黄腻者，脉濡数。

组成 炒山药、芡实各 30g，黄柏 6g，车前子 10g，白果 12g。

易黄汤药共五味，药简而力专，功在调补任脉，而清利湿热，堪属奇方。其中山药、芡实均炒用一两为主，山药味甘，能入肺、脾、肾三经，芡实味甘、苦、涩，亦入肺肾，炒用防滞涩，寓补于行。白果直达下焦，行入任脉。上三药重在扶正，然必须有所祛邪，因此再用盐水炒黄柏，以清肾中之火，酒炒车前子清渗散利，使邪有出路。如是则湿热得解，任脉自安，黄带即止。

引经据典 《傅青主女科》记载："夫黄带乃任脉之湿热也……惟有热邪存于下焦之间，则津液不能化精，而反化湿也……法宜补任脉之虚，而清肾火之炎，则庶几矣！……此不特治黄带方也，凡有带病者，均可治之，而治带黄者，功更奇也。盖山药、芡实专补任脉之虚，又能利水，加白果引入任脉之宫，更为便捷，所以奏功之速也。至于用黄柏，清肾中之火也。肾与任脉相通以相济，解肾中之火，即解任脉之热矣。"

妇科祛湿法四：泻火通经利湿法

用方 利火汤。

功效 通经活血，利湿泻火。此法为湿从火化，水与血合，转为火重而湿轻伤及任脉、带脉所致黑带证所设，是治疗黑带的代表方。

主治 证见如黑豆水样，或赤白带中夹有黑色，其味亦腥，伴有口干身热，小便时隐痛。

组成 大黄 9g，炒白术 15g，茯苓 20g，车前子 10g，王不留行 10g，黄连 9g，炒栀子 9g，知母 6g，石膏 20g，刘寄奴 10g。

方中大黄、黄连、栀子等一派苦寒泻火解毒之品，入于大黄之中能迅速清除热邪，尤其方中用通经利水，并治痈疽恶疮之王不留行，及破血下胀，善通妇人经脉之刘寄奴二味，以通经活血，利湿逐邪，乃除恶务急之意，使湿与热无停留之机，佐白术、茯苓渗湿，车前子利水，故火退湿利而带愈。同时明确指出"谓为下寒之极或有之"以示鉴别。因寒湿凝滞下焦，亦可腹痛，带下亦可色晦。如此又当于寒湿中求之。若不辨寒热，一见黑带，即浪投此方，则毫厘之差，必酿大错。读者务慎之。

引经据典 《傅青主女科》记载："妇人有带下而色黑者，甚则如黑豆汁，其气亦腥，所谓黑带也。夫黑带者，乃火热之极也。或疑火色本红，何以成黑？谓为下寒之极或有之。殊不知火极似水，乃假象也。其症必腹中疼痛，小便时如刀刺，阴门必发肿，面色必发红，日久必黄瘦，饮食必兼人，口中必热渴，饮以凉水，少觉宽快，此胃火太旺，与命门、膀胱、三焦之火合而熬煎，所以熬干而变为炭色，断是火热之极之变，而非少有寒气也。此等之症，不至发狂者，全赖肾水与肺金无病，其生生不息之气，润心济胃以救之耳，所以但成黑带之症，是火结于下而不炎于上也。治法惟以泄火为主，火热退而湿自除矣。方用利火汤。"

妇科祛湿法五：温经化湿法

用方 温脐化湿汤。

功效 温经化湿，健固冲脉。此法为"下焦寒湿之邪搏于冲位"的经前腹痛证所设。

主治 经前少腹痛，得温痛减，遇寒则甚，恶寒足冷，带白质稀，或所下如黑豆汁。

组成 炒白术 30g，茯苓 9g，炒山药 15g，巴戟天 15g，炒扁豆 9g，白果 10 枚，莲子 30 枚。

方中重用白术为君，以崇土化湿，而利腰脐间之血气，佐茯苓淡渗利湿，巴戟天温煦血海，白果温化湿浊共通任脉，白扁豆、山药、莲子利湿而健固冲脉。诸药合用，则"所以寒湿扫除，而经水自调"。

引经据典 《傅青主女科》记载："妇人有经水将来三五日前而脐下作疼，状如刀刺者；或寒热交作，所下如黑豆汁，人莫不以为血热之极，谁知是下焦寒湿相争之故乎！夫寒湿乃邪气也。妇人有冲任之脉，居于下焦。冲为血海，任主胞胎，为血室，均喜正气相通，最恶邪气相犯。经水由二经而外出，而寒湿满二经而内乱，两相争而作疼痛，邪愈盛而正气日衰。寒气生浊，而下如豆汁之黑者，见北方寒水之象也。治法利其湿而温其寒，使冲任无邪气之乱，脐下自无疼痛之疚矣。方用温脐化湿汤。"

妇科祛湿法六：补脾益气除湿法

用方 健固汤。

功效 补脾渗湿。此法为脾肾气虚，精气失固而致经前泄水所设。

主治 证见妇人未来经前，时而有水样物流出，三日后方行经，水样物虽量不多，然妇人每月必有此症，伴纳谷不香、体倦乏力等。

组成 党参 15g，白茯苓 9g，炒白术 30g，巴戟天 15g，炒薏苡仁 30g。

方中虽重用党参、白术以健脾益气，却又佐巴戟天量至五钱之多，以温补肾气而上暖脾阳，言重在脾阳不振则可，如谓与肾阳无涉则不可。至于佐茯苓、薏苡仁二味，不过为除湿利水着想，全方组织独到，无可厚非也。临床仿健固汤法，治脾泄泻，方中酌加肉豆蔻、莲子、白扁豆、补骨脂等，每收良效。若肾阳虚甚，腰酸下部清冷，再稍加肉桂、附子，亦较平妥。

妇科祛湿法七：补中益气化湿法

用方 加味补中益气汤。

功效 补脾利湿。此法为妇女脾胃气虚、湿邪内盛所致妇女肥胖不孕症所设。

主治 妇女身体肥胖，多年不孕，伴有时吐痰，头重体倦，气短懒言，带白质稀。

组成 党参 10g，炒白术 20g，当归 10g，炙黄芪 20g，白芍 10g，陈皮 10g，炙甘草 10g，柴胡 10g，升麻 6g，法半夏 9g，茯苓 20g。

方由补中益气与二陈汤合成。方中党参、黄芪益气，佐柴胡、升麻举陷而升清阳，白术健脾以化湿，当归养血以行气，半夏、陈皮、茯苓、甘草（二陈汤）利湿以化痰。故傅氏谓"……不必用消化之品以损其肥，而肥自无碍，不必用竣决之味以开其窍，而窍自能通。阳气充足，自能摄精；湿邪散除，自可受种。"

妇科祛湿法八：壮肾温阳化湿法

用方 化水种子汤。

功效 此法为肾阳气虚，膀胱气化不行，水湿之气渗入胞宫所致不孕症。

主治 温阳化湿。证见小便艰涩，腹胀脚肿，腰酸腿沉，恶寒，四肢欠温，舌淡苔薄白，脉沉迟弱。

组成 巴戟天 10g，炒白术 20g，茯苓 20g，党参 10g，菟丝子 10g，芡实 10g，车前子 15g，肉桂 5g。

方中肉桂大补肾中命门真火，以助膀胱气化而上煦脾阳；巴戟天、菟丝子温肾行水，且温而不燥，柔而不滋；人参、白术、茯苓以健脾扶中，崇土制水化湿，稍佐车前以直利水道之湿，尤妙在配伍芡实之甘涩，兼养脾肾，使温不耗液，利不伤精。全方组织严密，颇足效法。笔者对"慢性肾炎"仿此加减化裁有效。

引经据典 《傅青主女科》记载："妇人有小水艰涩，腹胀脚肿，不能受孕者。人以为小肠之热也，谁知是膀胱之气不化乎。夫膀胱原与胞胎相近，膀胱病而胞胎亦病矣。然水湿之气必走膀胱，而膀胱不能自化，必得肾气相通，始能化水，以出阴器。倘膀胱无肾气之通，则膀胱之气化不行，水湿之气渗入胞胎之中，而成汪洋之势矣。汪洋之田，又何能生物也哉？治法必须壮肾气以分消胞胎之湿，益肾火以达化膀胱之水。使先天之本壮，则膀胱之气化；胞胎之湿除，而汪洋之田化成雨露之壤矣。水化则膀胱利、火旺则胞胎暖，安有布种而不发生者哉！方用化水种子汤。"

八、从舌看生育大计

下焦

❶ **腰酸、腰凉**——舌根胖大肥厚，为肾阳不足，气血亏虚，肾阳不能温煦腰府。

❷ **四肢恶寒**——舌根胖大，寒湿下注，肾阳不能温煦。

❸ **精冷不育**——全舌胖大，寒湿较重，精子发育不良或减少。

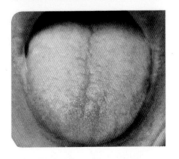

男，34岁，不育多年，求子多处无望，散钱无数。见其处方多大温大补，虫类药物多多。其实，看此舌头就是脾肾阳虚，脾虚

湿盛，有些医生给予患者补肾的药物就很有效果，性功能以及精子活力都会得到极大提高，但是如果还是无效呢？我给大家提供个思路，舌头胖大显示肾阳不足没错，可不要忘了舌中也是胖大的，提示脾阳也是不足的，并且兼有湿浊。我们换个思路，不要单单补肾补肾，或者化瘀化瘀，舌头是瘀滞的紫暗舌吗？不是吧。当然了，你说久病多瘀也没错，但实际上还是没怀孕吧，说明我们化瘀的思路有问题，药中可以少加点这是没问题的，但不要过于强调了。为啥没有效果呢？我们不妨从补气健脾入手，因为气衰后，阴茎都不能"举头望明月"了，我们把气补足了，血自生，血生则力足，要不整个阴茎就老是"低头思故乡"，没精神，无精打采，另外人还胆子小。气血一足，气壮山河，何惧小胆？再来点化湿药物薏苡仁、茯苓、车前子，湿邪一去，气血就活起来了，又有补肾等药，就可以收获成功啦！

给予处方：

八味地黄丸加减

生黄芪 20 ～ 60g，防风 10g，茯苓 20 ～ 40g，薏苡仁 40 ～ 60g，杜仲 20g，肉桂 3 ～ 10g，车前子 10 ～ 20g，熟地黄 20g，山茱萸 10g，巴戟天 10g，肉苁蓉 10g，白术 20g。

水煎服。

吃药 3 个月期间，禁止性生活，我们要养精蓄锐，每次给予调整药物不多，第 5 个月后传来喜讯。我不能说我是送子观音，好像有点王婆卖瓜自卖自夸了，但在此仅提供个思路，毕竟每个人不育的原因很多。

找我看男科的，很多人都因为精子质量而苦恼。我不从西医的角度来分析了，因为西医到现在尚不明确原因，没有有效治疗方法，主要是戒烟戒酒，加强锻炼，补锌、补硒、补蛋白等。

我从中医的角度来大概分析一下。

第一，要不就是"造"出现了问题，什么意思呢？就是造精子出现了问题，那么一方面是气血不足，会出现这种情况，气血不足全身都会出现乏力，同样道理，精子也会得不到气血的供养，而不单单是西医指的缺锌、缺硒和蛋白质，那么在这方面最最主要就是脾胃功能了，因为脾胃功能强大，气血就不会出现不足，精子就不会挨饿，就不会出现像人一样面黄肌瘦的状态。如果你的精子质量出现了问题，你不妨反过来看看自己的脾胃是否很好？如果不好就赶紧开始健脾胃吧。

第二，就是肾阳不足。肾阳不足，又称肾阳衰微，命门火衰，多因素体阳虚，久病不愈，或年老体弱，下元亏损所致，那么对肾的生理功能影响主要表现在，一是生殖功能减退，对于男性来说就会出现阳痿早泄、精冷；而女子则一样会出现子宫冰凉，想象一下小家伙在一个冰窖里边，被冻得瑟瑟发抖，他怎么能很好的发育呢？所以说，很多子宫冰凉的都会出现胎停，就是小家伙冻的不长啦，这就是宫寒不孕，你还在狂吃冰棍和冷饮吗？爽了嘴巴，可苦了子宫，为以后结婚生娃留下很多遗憾和痛苦。

另外，肾阳不足还会出现水液代谢障碍，肾阳不能蒸发水湿，表现为阴囊潮湿，精子被泡到黏湿的地方发育和生长，肯定发育不良成畸形了，生长无营养而发育不良了。

耗伤太过也可以造成肾阳不足。就是太劳累了，要不就是房事太过，要不就是工作或者思虑太过。有些人劳心太过就干吃不长肉，想减肥的可羡慕这些人了。还有些劳心会长虚胖，都会对精子质量造成很大的影响。

第三，就是阴囊或者睾丸损伤。

你属于哪一种？以上这些都会造成腰酸，腰酸，再次强调会出现腰酸；腰痛，腰痛，再次强调腰痛。当然，有些人这些表现并不是非常明显，但大部分人都会有的，看看自己有没有吧？

而对于我来说，主要是从舌头，尤其舌根来诊断。对，就是舌根，不管男还是女，在舌根的部位就会出现胖大，有些舌根包含气虚不足，有些包含湿滞，有些包含火旺阴亏等。只有练就一双慧眼才能辨识造成精子质量下降的原因。

九、足软无力行走难

下焦

❶ **腰酸，腰凉**——舌根较胖，为肾阳不足，气血亏虚，肾阳不能温煦腰府，而腰凉的程度就要看舌根胖大的程度，越胖大，就越凉；反之，亦然。

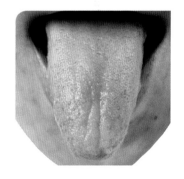

❷ **四肢恶寒**——舌根胖大，寒湿下注，肾阳不能温煦。

❸ **气短乏力**——舌淡胖，为气血不足之象。

这是一个双下肢无力的患者，强肾健骨药、针灸、按摩、药酒等很多疗法都用过，仍然双下肢无力，都以为是肾虚，不过肾虚也确实存在，殊不知《黄帝内经·素问·阴阳应象大论》曰："清阳实四肢"，若脾失健运，清阳不升，则痿弱不用。不妨从脾气虚上多考虑考虑，因为气虚后血脉也空虚，四肢活动就会软弱无力。故《黄帝内经·素问·阳明脉解》云："四肢者，诸阳之本也，阳盛则四肢实，实则能登高也"。脾气健运，水谷精气充盛，阳气壮旺，四肢得到温养则强劲有力，反之，如果脾气虚弱，失其健运，清阳不升，营养缺乏，则肌肉痿软，四肢倦怠。故《黄帝内经·素问·太阴阳明论》云："帝曰：脾病而四肢不用，何也？岐伯曰：四肢皆禀气于胃，而不得至经，必因于脾，乃得禀也。今脾病不能为胃行其津液，四肢不得禀水谷气，气日以衰，脉道不利，筋骨肌肉，皆无气以生，故不用焉。"因此，医家认为四肢即是诸阳之本，又为太阴脾所主，四肢的强弱体现脾气的盛衰，在临床上，对于痿证的治疗，常用"独取阳明"，即健脾和胃的原则。

而在临床上，一般遇到腰凉再加腿软弱无力都是使劲儿补阳、使劲儿通络的治疗，而往往忽视了气血为其根本。

给予处方补中益气汤加减：

补中益气汤加减

黄芪 40g，党参 10g，白术 10g，炙甘草 10g，当归 10g，陈皮 10g，升麻 6g，柴胡 12g，干姜 10g，怀牛膝 20g，石斛 10g，车前子 10g。

水煎服。

药后 3 天即感双下肢好转，后又服用 2 个月。

第陆章

案例分析

曹炳章《辨舌指南》指出："辨舌质可辨脏腑的虚实，视舌苔可察六淫之浅深。"

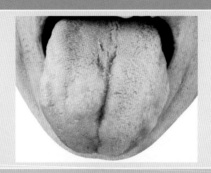

部位	分析
全舌	舌胖大，略干，舌中部裂纹
上焦	舌尖红——主心肺，考虑心肺火旺，心主神明，心火旺则心神被扰，故心中烦躁、睡眠质量不好
	舌尖中部凹陷、裂痕——主颈椎和咽喉，多为颈椎不好，慢性咽炎
	舌尖左侧较右侧凹陷——舌尖左、右部位分别代表左、右侧的头、耳、肩、肺、乳腺，左侧凹陷，考虑左肩不适或肺虚
中焦	舌中——主脾胃，有裂纹多因热而致，一般多消谷善饥，但此舌质较红，结合舌两边也较红，考虑为胃火旺盛兼肝火旺盛
	舌中右侧凸起——考虑消化系统有肿物

部位	分析
中焦	舌边红，有齿痕——舌边红主肝火旺，一般多见情绪起伏较大，爱着急生气；且目为肝之窍，故此人还有眼睛干涩；像这种略有齿痕的舌头又兼有火，是脾胃虚弱或者脾肾阳虚、脾虚湿滞兼有肝胆火旺，都是临床上很常见的病症
下焦	舌根中部裂痕——舌根主脐以下部位，舌根中部裂痕，则腰部不适
中药处方	拟大柴胡汤加减。随访半年后所有指标均正常。 柴胡 20g，黄芩 10g，芍药 10g，半夏 9g，干姜 15g，枳实 20g，大枣 4 枚，大黄（后下）6g。 7 剂，水煎服

魏某，女，38 岁。失眠半年，伴心烦

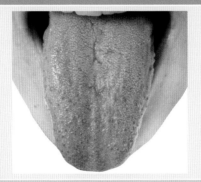

部位	分析
全舌	舌红，少苔，中有凹陷

部位	分析
上焦	舌尖红——主心肺，考虑心肺火旺，心主神明，心火旺则心神被扰，故有心中烦躁、睡眠质量不好；肺火旺易灼伤气津，会有气短、咽干
	舌尖中部两侧凹陷——主颈椎和咽喉，提示颈椎不好，慢性咽炎
中焦	舌质红，舌中凹陷——主脾胃，凹陷多为脾胃虚弱所致，一般多有胃胀；但是舌质红，多有胃火，易消谷善饥；时饥时胀，反复发作
	舌边红——主肝胆，为肝胆火旺，因而此病人爱着急、爱生气；舌边和舌尖红相结合，必有热扰心神而失眠多梦
下焦	舌根中部裂纹，舌质红——考虑肾阴亏虚，故腰膝酸软
中药处方	拟黄连温胆汤加减。 半夏9g，陈皮10g，竹茹10g，枳实20g，茯苓10g，炙甘草10g，大枣3枚，黄连6g，胆南星6g。 7剂，水煎服

夏某，女，因腰痛 2 年伴肢冷前来就医

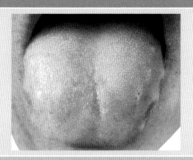

部位	分析
全舌	舌胖大，苔薄白，水滑
上焦	舌尖质胖——为心阳不足，故有胸闷、气短、乏力；心阳不足，气血亏虚不达清窍，清窍失养而有头晕
	舌尖中部略凹陷——主颈椎和咽喉，多为颈椎不好，慢性咽炎
中焦	舌胖大，中部凹陷，边有齿痕，苔白——主脾胃阳虚，脾主运化，阳虚运化失职则腹胀纳呆，机体失养则倦怠乏力；脾主四肢，肌肤失于温煦则形寒肢冷。所以，此人腹胀、消化不良、爱犯困、肢冷
下焦	舌根中部凹陷，苔白——考虑肾阳亏虚，腰为肾之府，肾主骨，阳虚不能温养筋脉，则腰膝酸软冷痛、畏寒肢冷，阳虚不能振奋精神则神疲乏力
中药处方	拟真武汤加减。 茯苓 30g，芍药 10g，白术 30g，炒薏苡仁 30g，防风 10g，干姜 10g，黄芪 20g，炮附子（先煎）10g。 7 剂，水煎服

孙某，男，反复发作口腔溃疡 2 年

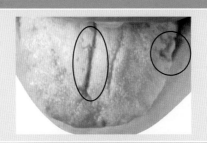

部位	分析
全舌	舌尖红，舌中裂纹，苔白腻
上焦	舌尖红——主心肺，考虑心肺火旺，心主神明，心火旺则心神被扰，故心中烦躁、睡眠质量不好
	舌尖中部裂纹——主咽喉和颈椎，故应有颈椎不好和慢性咽炎
中焦	舌中裂纹，舌质红，苔白——舌中反映脾胃，舌中间有裂纹，说明曾经脾胃火盛而至津亏干裂，后期肝郁脾虚而裂纹未消；舌红，说明此人火旺，而舌略胖大为兼有湿，湿热蕴结脾胃，运化失司，则脘腹痞闷、纳呆；湿性重着黏腻，故肢体困重，便黏不爽
	舌两边——左侧凹陷缺损因为频发口腔溃疡所形成；舌边有齿痕，主脾虚，爱犯困、爱腹胀
下焦	舌根中部裂纹，苔白腻——考虑肾阳不足，故腰膝冷痛，四肢困重
中药处方	拟黄连黄芩泻心汤加减。 黄连 3g，黄芩 5g。 5 剂，沏水当茶饮

张某，女，因便秘前来就诊

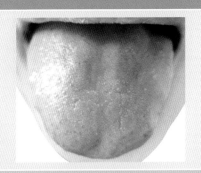

部位	分析
全舌	舌胖质红，中部凹陷
上焦	舌质红，舌尖有红点——主心肺，为心肺火旺所致，心主神明，火旺则心神被扰，故心中烦躁、睡眠质量不好；肺热则鼻干
	舌尖中部凹陷——主颈椎和咽喉，此患者颈椎不好，且有慢性咽炎
中焦	舌中部凹陷——主脾胃，考虑脾胃虚弱，胃肠蠕动差，故一般多有胃胀、消化不良
	舌边齿痕——多主脾虚，故爱犯困、全身乏力
下焦	舌根中部凹陷——说明肾虚，此患者腰膝酸软
中药处方	拟麻子仁丸加减。 火麻仁 20g，芍药 20g，枳实 20g，大黄（后下）5g，厚朴 30g，杏仁 20g，连翘 10g。 7 剂，水煎服

李某，男，28 岁。主因反酸前来就诊

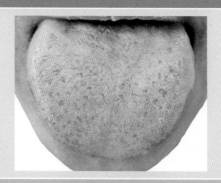

部位	分析
全舌	舌尖红，舌边胖大，苔略黄
上焦	舌尖红——舌尖红考虑上焦有热，心肺火旺，故有咽干、鼻干，眼睛干涩；热扰心神，则心烦失眠；热郁胸膈，则胸闷、气短、心悸
中焦	舌胖大边红——舌边略红考虑肝胆火旺，结合舌尖红，则心肝火旺；火易上炎，则头晕头胀、反酸；肝藏魂，热扰神魂，则急躁易怒、失眠多梦
下焦	舌根中间略凹陷，苔略黄——舌根主脐以下部位，考虑腰膝酸困
中药处方	拟左金丸加减。 黄连 12g，吴茱萸 2g，麦冬 10g，瓦楞子 30g。 7 剂，水煎服

张某，男，64岁。主因胸闷1个月余，伴气短前来就诊。心电图、心肌酶均正常

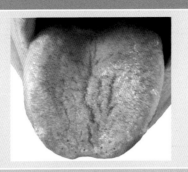

部位	分析
全舌	舌中裂纹，舌质略红
上焦	舌尖中部凹陷、裂纹，右侧略显凸出——为前期心火旺而致舌尖裂纹，后期脾肾阳虚而整个舌头略显胖大，出现胖大又有裂纹的现象。现胖大且舌尖不对称，为心肺气血不足，不达清窍，脑失所养，而致头晕；且右侧较严重，有偏头痛情况出现
中焦	舌红，中部裂纹——舌中主脐上至胸膈部位，为胃火旺盛，功能亢进，而有消谷善饥。 舌两边胖大——为脾虚湿盛
下焦	舌中凹陷，苔白——舌根主脐以下部位，考虑肾阳不足而腰膝酸软不适
中药处方	拟血府逐瘀汤加减养其心脉。 当归20g，生地黄20g，桃仁10g，红花10g，枳壳10g，赤芍20g，柴胡10g，炙甘草10g，桔梗10g，川芎10g，牛膝20g。 7剂，水煎服

张某，男，50岁。主因阴囊潮湿不适前来就诊

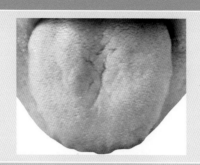

部位	分析
全舌	舌胖，苔薄白，中有凹陷，两侧齿痕
上焦	舌尖红有齿痕——舌尖主胸膈以上部位。舌尖红考虑上焦有热，若热往上炎，上扰清窍头目，则头晕；热扰心神，则心烦失眠；热郁胸膈，则胸闷气短；有齿痕，考虑湿盛，湿热上蒸，则头面泛油、昏蒙犯困
中焦	舌中部凹陷、裂纹，苔略白稍黄——舌中主胸膈至脐上部位。舌中反映脾胃，舌中间有裂纹，说明脾胃虚弱，多胃胀
中焦	舌两边胖大有齿痕——说明此人体内有湿，湿蕴脾胃，运化失司，则脘腹痞闷、纳呆，一般这种略黄苔就看是热重还是湿重，如果左手关脉弦，而右手关脉沉或者弱，就是肝强脾弱，会出现便溏，痛泻药方就是首选，进行加减；而右关数则有热，一般多有先干后稀的大便。湿性重着黏腻，故肢体困重，便黏不爽；若肝胆湿热较重，湿热循经下注，则见阴囊潮湿
下焦	舌根胖大，中间凹陷——舌根主脐以下部位，考虑腰膝酸困并湿冷不适

部位	分析
中药处方	拟龙胆泻肝汤加减。 黄芩 9g，生地黄 20g，泽泻 12g，龙胆草 6g，通草 10g，柴胡 10g，当归 8g，炒栀子 9g，生甘草 6g，黄芪 20g，升麻 6g，车前子（包煎）20g。 7 剂，水煎服

刘某，男，46 岁。主以头晕来诊，既往有脑梗死、高血压病史

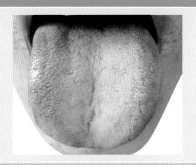

部位	分析
全舌	舌胖，苔白略腻，中有裂纹
上焦	舌尖略红——舌尖主胸膈以上部位。考虑上焦有热，结合中焦舌两边也红，一般这种属于心肝火旺，热扰清窍，则头晕、眼睛干涩或者伴有耳鸣；热扰心神，则心烦失眠
	舌尖中部凹陷——考虑脑供血不足、颈椎不好、慢性咽炎

部位	分析
中焦	舌中部裂纹——舌中主胸膈至脐上部位。考虑脾胃热盛，气血壅滞，胃中郁热，浊气上逆，则口臭；胃火旺盛，功能亢进，则消谷善饥
	舌胖大，边红——考虑肝胆火旺，火旺内灼肝脉，气血壅滞脉络，则头晕胀痛、目涩；肝火挟胆汁上溢，则口苦；肝藏魂，热扰神魂，则急躁易怒、失眠多梦
下焦	舌根红——舌根主脐以下部位，考虑腰膝酸软不适，尿黄浊
中药处方	拟天麻钩藤饮加减。 天麻 10g，山栀子 20g，钩藤（后下）10g，生石决明（先煎）20g，黄芩 20g，杜仲 10g，川牛膝 12g，益母草 30g，桑寄生 9g，夜交藤 9g，茯神 20g。 7 剂，水煎服

贾某，男性，59 岁。主因岔气前来就诊

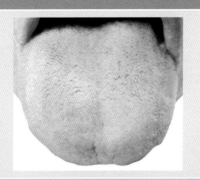

部位	分析
全舌	舌胖苔浅黄
上焦	舌尖胖——舌尖主胸膈以上部位。舌尖胖大为心阳不足，故有胸闷气短、乏力
	舌尖裂纹——考虑颈椎不好、慢性咽炎
中焦	舌中凹陷，苔白——舌中主胸膈至脐上部位。考虑脾胃虚弱，水湿不运，胃肠蠕动差，则消化不良、易腹胀、便溏。 舌胖大，边红——考虑肝郁气滞、肝胆火旺，火旺内灼肝脉，气血壅滞脉络，则头晕胀、目赤；肝藏魂，热扰神魂，则急躁易怒、失眠多梦
下焦	舌根胖大，苔白——舌根主脐以下部位，考虑腰膝沉重
中药处方	拟柴胡疏肝散合膈下逐瘀汤加减。 柴胡 10g，陈皮 10g，川芎 20g，炙甘草 10g，枳壳 10g，香附 10g，赤芍 20g，五灵脂 10g，当归 10g，桃仁 10g，牡丹皮 10g，乌药 10g，延胡索 10g，红花 9g。 7 剂，水煎服

简某，女，47 岁。主因手脚湿汗前来就诊

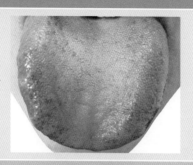

部位	分析
全舌	舌红胖大有齿痕
上焦	舌尖红，两侧有红点——舌尖主胸膈以上部位。舌尖红考虑上焦有热，热扰清窍头目，则头晕、眼涩；热扰心神，则心烦失眠
中焦	舌边红——考虑肝郁气滞、肝胆火旺，则头晕胀、眼干；肝藏魂，热扰神魂，则急躁易怒、失眠多梦
下焦	舌苔白，中间略凹陷——舌根主肾，肾阳不足则腰膝酸软
中药处方	拟当归六黄汤加减。 当归 10g，生地黄 20g，熟地黄 10g，黄芪 20g，黄柏 6g，黄连 6g，焦神曲 20g，麻黄根 10g，黄芩 6g，白术 10g，车前子（包煎）20g。 7 剂，水煎服

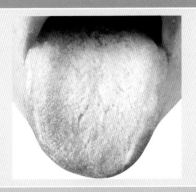

部位	分析
全舌	舌红胖大，苔白厚腻
上焦	舌尖红——舌尖主胸膈以上部位。舌尖红考虑上焦有热，热扰清窍头目，则头晕、眼干涩；夹湿上扰则头面部出油、头昏蒙；热扰心神，则心烦失眠；热郁胸膈，则胸闷气短
中焦	舌中凹陷，苔白厚腻——舌中主胸膈至脐上部位。舌中凹陷，苔白厚腻，考虑脾胃虚弱，湿浊蕴结，运化失司，升降失常，胃肠蠕动差，则消化不良，易腹胀、便黏；苔白厚腻，考虑湿浊内蕴，湿性重着则肢体困重，阳气被遏则肢冷
中焦	舌边浅红——考虑肝胆火旺，火旺内灼肝脉，则头晕胀、目赤；肝火夹胆气上溢，则口苦；肝藏魂，热扰神魂，则急躁易怒、失眠多梦
下焦	舌苔白厚腻——湿浊内蕴，阳气被遏，则腰膝酸困怕冷

刘某，女，58岁。主因肢冷前来就诊

部位	分析
中药处方	拟四逆散加栀子、茯苓、薏苡仁、藿香、佩兰、滑石。柴胡10g，枳实10g，芍药10g，炙甘草10g，栀子10g，茯苓40g，藿香（后下）10g，炒薏苡仁30g，佩兰（后下）10g，滑石（先煎）30g。 7剂，水煎服

张某，女，56 岁。主因失眠前来就诊

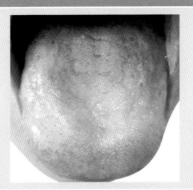

部位	分析
全舌	舌红，苔滑薄白
上焦	舌尖红——舌尖主心肺，为上焦有热，热扰心神，则心烦失眠
中焦	舌中凹陷——为脾胃虚弱，胃肠蠕动差，则消化不良，易腹胀
下焦	舌根胖大——为肾阳不足，考虑腰膝酸软
中药处方	黄连温胆汤加减。 半夏 10g，陈皮 10g，竹茹 10g，炙甘草 10g，枳实 10g，茯苓 20g，黄连 6g，大枣 3 枚，白术 10g，党参 10g，熟地黄 20g，酸枣仁 30g，远志 10g。 7 剂，水煎服

郑某，女，64岁。主因头晕、头痛前来就诊，既往有糖尿病、高血压病史

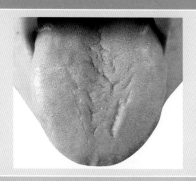

部位	分析
全舌	舌红有裂纹
上焦	舌尖红——为上焦有热，热扰清窍则头晕、眼干；热扰心神，则心烦失眠
中焦	舌中凹陷有裂纹——舌中主胸膈至脐上部位。舌中凹陷，考虑脾胃虚弱，胃肠蠕动差，则消化不良、易腹胀；而舌中裂纹代表的是曾经胃火旺盛而致津亏灼伤
下焦	舌根中部凹陷——为肾气不足，而腰膝酸软不适
中药处方	拟天麻钩藤饮加减。 天麻10g，山栀子9g，黄芩9g，钩藤（后下）12g，杜仲10g，知母10g，麦冬10g，生石决明（先煎）20g，生地黄10g，桑寄生10g，益母草9g，夜交藤9g，茯神20g，川牛膝20g。 7剂，水煎服

祝某，女，57岁。因心悸前来就诊

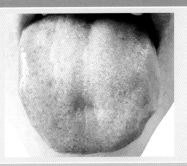

部位	分析
全舌	舌红胖大有齿痕，苔白
上焦	舌尖红，有红点——舌尖主胸膈以上部位。舌尖红考虑上焦有热，热扰心神，则心烦、心悸、失眠
中焦	舌中胖大——舌中为脾胃，胖大为脾虚湿盛，则消化不良，易腹胀
	舌边红——舌边红考虑为肝胆火旺，则头胀晕、眼干，易急易怒
下焦	舌根中部凹陷，苔白且略黄——舌根主脐以下部位。为下焦湿热，则腰膝酸软，小便黄浊
中药处方	柴胡疏肝散加龙胆草。 柴胡10g，陈皮20g，川芎20g，炙甘草10g，白芍20g，香附10g，枳壳20g，龙胆草3g。 7剂，水煎服。 注：遇到心火旺所致病证，一定要考虑到，木能生火，不要忘记肝的作用，是疏肝解郁还是要加清泻肝火的药物，则心火即去。非独善清心降火主之

王某，男，44岁。主因失眠、胃部不适前来就诊

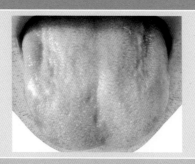

部位	分析
全舌	舌红质胖苔黄
上焦	舌尖浅红——为心肺火旺，热扰心神，则心烦失眠 舌尖凹陷——为咽部、颈椎气虚，则有慢性咽炎、颈椎疾病
中焦	舌中胖大，苔黄腻——舌中为脾胃，为湿浊阻滞胃肠气机升降，脾胃虚弱，胃肠蠕动差，则消化不良，易腹胀、口臭 舌边红——舌边红考虑肝郁气滞、肝胆火旺，则头晕、头胀、目涩
下焦	舌根中部凹陷，苔黄腻——舌根主脐以下部位，为下焦湿热，则腰膝酸软，小便黄浊
中药处方	拟半夏泻心汤合黄连温胆汤加减。 陈皮10g，黄芩10g，干姜10g，炙甘草10g，党参10g，黄连6g，茯苓20g，炒薏苡仁30g，茯神20g，胆南星6g，法半夏10g，滑石（先煎）20g，车前子（包煎）20g，大枣4枚。 7剂，水煎服

	李某，男，54 岁。因带状疱疹前来就诊

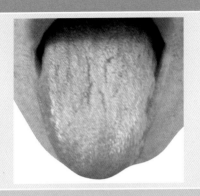

部位	分析
全舌	舌红，中部有裂纹，苔薄白
上焦	舌尖红，少苔——舌尖主心肺部位，为上焦有热，热扰心神，则心烦失眠
中焦	舌中裂纹——舌中为脾胃，考虑胃阴虚，胃阴不足，虚热内生，胃气不和，则胃脘嘈杂不舒、隐隐灼痛；胃失濡润，受纳失权，则饥不欲食
	舌边红——舌边红考虑肝郁气滞、肝胆火旺，则眼干目涩
下焦	舌根略胖大——考虑肾气不足，则腰膝酸软
中药处方	拟龙胆泻肝汤加减。 黄芩 10g，柴胡 10g，泽泻 20g，龙胆草 6g，通草 10g，生地黄 20g，当归 10g，车前子（包煎）20g，栀子 10g，生甘草 10g。 7 剂，水煎服

门某，女，30 岁。因咽痛咳黄痰前来就诊

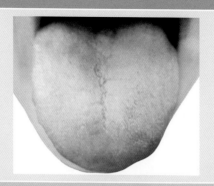

部位	分析
全舌	舌胖，舌尖红，中部凹陷，苔黄腻
上焦	舌尖红——舌尖主胸膈以上部位。舌尖红为心肺有热，则咽干；热扰心神，则心烦失眠
中焦	舌中凹陷有裂纹，舌质胖大，苔黄腻——舌中为脾胃，脾胃湿浊阻滞，则胃胀、口臭
下焦	舌根胖大，中部凹陷——为肾气不足，腰膝酸软
中药处方	拟银翘散加减。 金银花 10g，竹叶 10g，荆芥 10g，牛蒡子 30g，淡豆豉 20g，甘草 10g，芦根 40g，连翘 10g，薄荷（后下）10g。 3 剂，水煎后，频频口服，当茶喝

张某，男，52岁。因糖尿病求诊

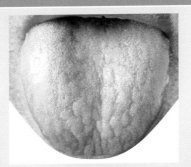

部位	分析
全舌	舌红胖大有裂纹
上焦	舌尖红有裂纹——舌尖主胸膈以上部位。舌尖红考虑上焦有热，热扰清窍头目，则头晕、头胀、眼睛干涩、咽干、鼻干；热扰心神，则心烦失眠；热郁胸膈，则胸闷心烦
中焦	舌胖大，中部凹陷——舌中主胸膈至脐上部位，考虑脾胃虚弱胃胀
	舌胖大，边红——考虑肝郁气滞、肝胆火旺，则易急易怒，眼干目涩
下焦	舌根胖大，中部凹陷，苔白——为肾阳不足，则腰膝酸软
整舌为上热下寒之舌	
中药处方	拟柴胡疏肝散加减。 柴胡10g，陈皮10g，川芎20g，炙甘草10g，白芍20g，香附10g，枳壳10g，川楝子10g，麦冬20g，黄连10g，牛膝20g，熟地黄10g。 7剂，水煎服

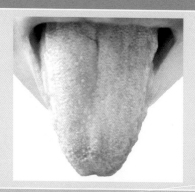

部位	分析
全舌	舌质淡，舌根凹陷
上焦	舌尖略红——为热扰心神，心烦失眠
中焦	舌中凹陷——为脾胃虚弱，胃肠蠕动差，则消化不良，易腹胀
下焦	舌根中部凹陷——为肾阳不足，则腰膝酸软
中药处方	拟温经汤加减。 当归20g，川芎20g，党参20g，炙甘草10g，肉桂10g，白芍10g，牡丹皮10g，法半夏10g，桂枝10g，吴茱萸5g，麦冬10g，阿胶（烊化）10g，干姜10g。 7剂，水煎服

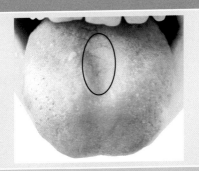

部位	分析
全舌	舌红胖大边有齿痕，苔薄白
上焦	舌尖红——舌尖主胸膈以上部位，主心、肺，心肺火旺则心烦失眠
	舌尖中部凹陷——为心肺气虚，主慢性咽炎，亦主颈椎不好
中焦	舌胖大中部凹陷——为脾胃虚弱，胃肠蠕动差，则消化不良，易腹胀；且脾胃为气血生化之源，脾胃虚弱，气血生化不足，冲任血海不充，则月经量少
	舌胖大，边有猩红点——为肝郁气滞、肝胆火旺所致
下焦	舌根中部凹陷——为肾虚，肾为先天之本，肾虚精血不充，冲任血海亏虚，经血化源不足，则月经量少
中药处方	拟丹栀逍遥散加减。牡丹皮 10g，栀子 20g，白术 10g，炙甘草 10g，白芍 20g，柴胡 10g，当归 10g，茯苓 20g，熟地黄 10g，神曲 20g，炒薏苡仁 30g，薄荷（后下）10g。7 剂，水煎服

罗某，女，32岁。主因月经量少前来就诊

欧某，男，56 岁。主因头晕前来就诊，既往有糖尿病病史

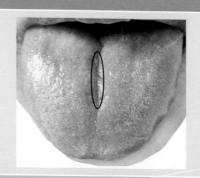

部位	分析
全舌	舌胖大质略红，边有齿痕，中有裂痕，苔薄白
上焦	舌尖胖大，舌质略红——为上焦湿热，热气蒸腾于脸，故头晕、头脸爱出油；胖大舌为脾胃虚弱，五脏气虚，心气不足则胸闷气短
中焦	舌胖大边有齿痕，中部裂纹——为脾胃虚弱夹湿热，运化失司，则饥不欲食、易腹胀
下焦	舌根胖大，中部凹陷裂纹——为肾阳不足，则腰膝酸软
中药处方	拟半夏白术天麻汤合黄芪桂枝茯苓细辛汤加减。 半夏 10g，白术 20g，天麻 10g，炙甘草 10g，陈皮 10g，茯苓 20g，防风 10g，生黄芪 20g，神曲 30g，桂枝 10g，细辛 3g，炒薏苡仁 30g。 7 剂，水煎服

吴某，女，51 岁。主因自觉下肢乏力前来就诊

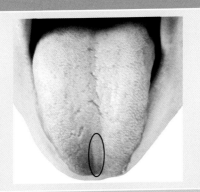

部位	分析
全舌	舌红苔白，中有凹陷
上焦	舌尖略红——考虑上焦有热，热扰清窍，则头晕、眼睛干涩；热扰心神，则心烦失眠
	舌尖凹陷——为脑部气血不足，亦为慢性咽炎、颈椎不好
中焦	舌中凹陷且舌胖大——为脾虚湿盛，则有胃胀、嗳气
下焦	舌根中部凹陷，苔白——舌根为肾气不足，则腰膝酸软
中药处方	拟桂附地黄丸加减。黄芪 10g，熟地黄 20g，山药 20g，山茱萸 10g，牡丹皮 10g，茯苓 20g，泽泻 30g，黑附子（先煎）10g，仙鹤草 30g，牛膝 20g。 7 剂，水煎服

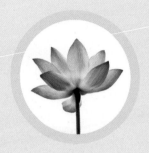

治虚有三本，肺脾肾是也。

——明·绮石《理虚元鉴·治虚有三本》

引经药物在舌诊中的定位

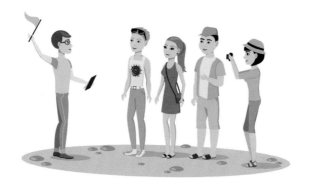

会看舌诊了就要去走临床的铿锵大道了，但往往感觉还是没开窍，一看到病人好像缺了点什么，其实就差临床实践了。那么，其中一些引经药一定要牢记，就像一个导游一样，在我们临床用药治疗当中会起到事半功倍的效果。

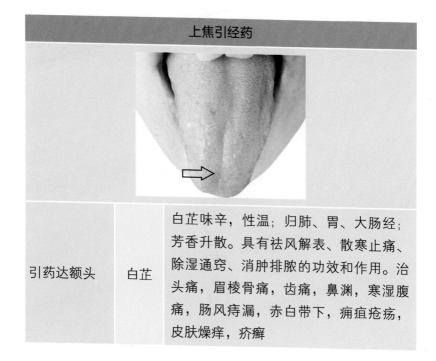

上焦引经药		
引药达额头	白芷	白芷味辛，性温；归肺、胃、大肠经；芳香升散。具有祛风解表、散寒止痛、除湿通窍、消肿排脓的功效和作用。治头痛，眉棱骨痛，齿痛，鼻渊，寒湿腹痛，肠风痔漏，赤白带下，痈疽疮疡，皮肤燥痒，疥癣

上焦引经药		
引药达头两侧	川芎	辛,温。入肝、胆经。行气开郁,祛风燥湿,活血止痛。治风冷头痛眩晕,胁痛腹痛,寒痹筋挛,经闭,难产,产后瘀阻疼痛,痈疽疮疡。用于月经不调,经闭痛经,癥瘕腹痛,胸胁刺痛,跌扑肿痛,头痛,风湿痹痛
引药达目	菊花	味苦、甘,性微寒。归肺、肝经。具有散风清热、平肝明目、清热解毒的功效。治疗风热感冒,头痛眩晕,目赤肿痛,眼目昏花,疮痈肿毒
引药达鼻部	苍耳子	味苦、甘、辛,性温。归肺、肝经。具有发散风寒、通鼻窍、祛风湿、止痛的功效。用于风寒感冒,鼻渊,风湿痹痛,风疹瘙痒等症
	辛夷花	辛,温。归肺、胃经。具有发散风寒、通鼻窍的功效。用于风寒感冒,鼻塞,鼻渊
引药达巅顶	藁本	辛,温。归膀胱经。祛风,散寒,除湿,止痛。用于风寒感冒,巅顶疼痛,风湿痹痛
引药上行于头	蔓荆子	味辛、苦,性微寒。归肺、膀胱、肝经。其主要功效是疏散风热,清利头目,除湿利关节。常用于外感头痛,偏正头风,昏晕目暗,赤眼多泪,目睛内痛,齿龈肿痛,湿痹拘挛

上焦引经药

引药达左上肢	桂枝	性味辛、甘，温，入肺、心、膀胱经。能发汗解肌，温经通脉，助阳化气，散寒止痛。主风寒表证，寒湿痹痛，四肢厥冷，经闭痛经，癥瘕结块，胸痹，心悸，痰饮，小便不利。用于风寒感冒，脘腹冷痛，血寒经闭，关节痹痛，痰饮，水肿，心悸，奔豚
引药达右上肢	桑枝	微苦；性平。入肝经。具有祛风湿、通经络、行水气的功效。主风湿痹痛，中风半身不遂，水肿脚气，肌体风痒。用于肩臂、关节酸痛麻木
引药达颈部	葛根	甘、辛，凉。有解肌退热、透疹、生津止渴、升阳止泻之功。常用于表证发热，项背强痛，麻疹不透，热病口渴，阴虚消渴，热泻热痢，脾虚泄泻
引药达背部	姜黄	辛、苦，温。入脾、肝经。能行气破瘀，通经止痛。主治胸腹胀痛，肩臂痹痛，月经不调，闭经，跌打损伤
	防风	味辛、甘，性微温。有祛风解表、胜湿止痛、止痉的功效。用于外感表证，风疹瘙痒，风湿痹痛，脾虚湿盛
引药达胸膈部	木香	味辛、苦；性温。归脾、大肠、三焦经。具有行气、止痛、健脾、消食的功效。主胸胁胀满，脘腹胀痛，嗳吐泄泻，痢疾后重

上焦引经药		
引药达胸膈部	砂仁	味辛，性温。归脾、胃、肾经。具有行气调中、和胃、醒脾的功效。治腹痛痞胀，胃呆食滞，噎膈呕吐，寒泻冷痢，妊娠胎动
引药入肺	桑白皮	味甘、辛，性寒。归肺、脾经。具有泻肺平喘、利水消肿之功效。常用于肺热喘咳，水饮停肺，胀满喘急，水肿，脚气，小便不利
引药入心	丹参	味苦，微寒。归心、肝经。具有活血祛瘀、通经止痛、清心除烦、凉血消痈之功效。用于胸痹心痛，脘腹胁痛，癥瘕积聚，热痹疼痛，心烦不眠，月经不调，痛经经闭，疮疡肿痛
	黄连	味苦，性寒，无毒。入心、肝、胃、大肠经。清热燥湿，泻火解毒。用于湿热痞满，呕吐吞酸，泻痢，黄疸，高热神昏，心火亢盛，心烦不寐，血热吐衄，目赤，牙痛，消渴，痈肿疔疮；外治湿疹，湿疮，耳道流脓。酒黄连善清上焦火热，用于目赤、口疮；姜黄连清胃和胃止呕，用于寒热互结，湿热中阻，痞满呕吐；萸黄连舒肝和胃止呕，用于肝胃不和，呕吐吞酸
	石菖蒲	苦、辛，温。入心、胃经。具有化痰、开窍、健脾、利湿的功效。用于癫痫，惊悸健忘，神志不清，湿滞痞胀，泄泻痢疾，风湿疼痛，痈肿疥疮

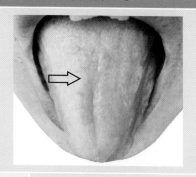

引药入胃	半夏	味辛，性温。归脾、胃、肺经。燥湿化痰，降逆止呕，消痞散结。用于痰多咳喘，痰饮眩悸，风痰眩晕，痰厥头痛，呕吐反胃，胸脘痞闷，梅核气；生用外治痈肿痰核。生半夏多外用，消肿散结；清半夏长于燥湿化痰；姜半夏偏于降逆止呕；法半夏善和胃燥湿
引药入脾	苍术	味辛、苦，性温。归脾、胃、肝经。燥湿健脾，祛风散寒，明目。用于湿阻中焦，脘腹胀满，泄泻，水肿，脚气痿蹙，风湿痹痛，风寒感冒，夜盲，眼目昏涩
引药入肝	柴胡	苦、辛，微寒。归肝、胆经。有和解表里、疏肝升阳之功效。用于感冒发热、寒热往来、疟疾、肝郁气滞、胸胁胀痛、脱肛、子宫脱垂、月经不调
	香附	辛、微苦、微甘，平。归肝、脾、三焦经。疏肝解郁，理气宽中，调经止痛。用于肝郁气滞，胸胁胀痛，疝气疼痛，乳房胀痛，脾胃气滞，脘腹痞闷，胀满疼痛，月经不调，经闭痛经

中焦引经药		
引药入肝	当归	甘、辛，温。归肝、心、脾经。具有补血、活血、调经止痛、润燥滑肠的功效。主血虚诸症，月经不调，经闭，痛经，癥瘕结聚，崩漏，虚寒腹痛，痿痹，肌肤麻木，肠燥便难，赤痢后重，痈疽疮疡，跌扑损伤

下焦引经药		
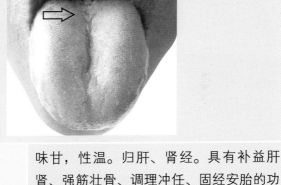		
引药达腰部	杜仲	味甘，性温。归肝、肾经。具有补益肝肾、强筋壮骨、调理冲任、固经安胎的功效。可治疗肾阳虚引起的腰腿痛或酸软无力，肝气虚引起的胞胎不固、阴囊湿痒等症
	川续断	苦、甘、辛，微温。入肝、肾经。补肝肾，续筋骨，调血脉。治腰背酸痛，足膝无力，胎漏，崩漏，带下，遗精，跌打损伤，金疮，痔漏，痈疽疮肿

下焦引经药		
药达少腹部	小茴香	味辛，性温。归肝、肾、脾、胃经。有散寒止痛、理气和胃的功效。用于寒疝腹痛，睾丸偏坠，痛经，少腹冷痛，脘腹胀痛，食少吐泻。盐小茴香用于寒疝腹痛，睾丸偏坠，经寒腹痛
	艾叶	辛、苦，温。归肝、脾、肾经。温经止血，散寒止痛；外用祛湿止痒。用于吐血，衄血，崩漏，月经过多，胎漏下血，少腹冷痛，经寒不调，宫冷不孕；外治皮肤瘙痒。醋艾炭温经止血，用于虚寒性出血
引药入骨	威灵仙	味辛、咸，性温。归膀胱经。可利尿，通经，通络，止痛，祛风湿；用于风湿痹痛，关节不利，四肢麻木，跌打损伤，骨鲠咽喉，扁桃体炎，黄疸型急性传染性肝炎，丝虫病，角膜溃烂，痛风、顽痹、腰膝冷痛，脚气，疟疾，破伤风，诸骨鲠咽，外用于牙痛等症
引药达下肢	木瓜	味酸，性温。入肝、脾经。具有舒筋活络、和胃化湿的功效；主治风湿痹证，胃痛，消化不良，乳汁不通，湿疹，手脚痉挛疼痛等病症
	牛膝	苦、甘、酸，性平。归肝、肾经。逐瘀通经，补肝肾，强筋骨，利尿通淋，引血下行。用于经闭，痛经，腰膝酸痛，筋骨无力，淋证，水肿，头痛，眩晕，牙痛，口疮，吐血，衄血

下焦引经药		
引药达下肢	鸡血藤	味苦微甘，性温。归肝、心、肾经。具有活血舒筋、养血调经的功效；主治风湿痹痛，手足麻木，肢体瘫痪，月经不调，经行不畅，痛经，经闭，白细胞减少症
	防己	味苦，辛，性寒。归膀胱、肺、脾经。具有利水消肿、祛风止痛的功效。主水肿，小便不利，风湿痹痛，脚气肿痛，疥癣疮肿，高血压病等
引药达任脉	龟甲	甘、咸，微寒。入肝、肾、心经。具有滋阴、潜阳、补肾、健骨的功效。主治肾阴不足，骨蒸劳热，吐血，衄血，久咳，遗精，崩漏，带下，腰痛，骨痿，阴虚风动，久痢，久疟，痔疮，小儿囟门不合
引药达督脉	狗脊	味苦、甘，性温。归肝、肾经。具有祛风湿、补肝肾、强腰膝的功效。用于风湿痹痛，腰膝酸软，下肢无力

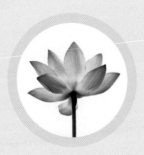

虚邪贼风，避之有时，恬淡虚无，真气从之，精神内守，病安从来。

——《黄帝内经·素问·上古天真论》

第捌章

舌诊下的体质养生最好对号入座

养生都在说，可如果牛头不对马嘴，那叫瞎养生，不同的遗传背景和不同的生活环境，造就了每个人不同的体质，也就造就了不同的身体反应状态。"养生"一词，最早见于《庄子·养生主·庖丁解牛》。在《黄帝内经》中也曾提到："故智者之养生也，必顺四时而适寒暑，和喜怒而安居处，节阴阳而调刚柔，如是则僻邪不至，长生久视。"《黄帝内经·素问·上古天真论》中说："上古之人，其知道者，法于阴阳，和于术数，食饮有节，起居有常，不妄作劳，故能形与神俱，而尽终其天年，度百岁乃去。"说白了，养生就是依据生命的发展规律，保养生命、愉悦精神、增进智慧、延长寿命的正确理论和方法，就是防治疾病或将疾病消灭在萌芽阶段的方法，达到《黄帝内经》所说的"治未病"的境界。

而说到舌诊与养生的关系，首先看舌头要比学脉诊快，伸舌就知，很多做微商的说特别喜欢我的书，给别人介绍一些产品的时候，通过舌头给人家略微指点指点体质，都还挺准，不但于己于他都有好处，他们往往拿智者的话来说：最重要的投资是投资自己的大脑！书到用时方恨少，事非经过不知难。我都没想到我的书还有这么大的"钱途"，这是后话。体质养生很复杂，可不单单是我下边要说的单一体质，很多人是复杂体质，有气虚体质兼有阳虚体质，甚至还兼有痰湿体质，我们人生病可不是按教科书来生病的，很复杂。

一、平和体质——较正常，注意治未病

	体质特点
平和体质	正常体质，这类人体形匀称健壮，面色、肤色润泽，头发稠密有光泽，目光有神，唇色红润，不易疲劳，精力充沛，耐受寒热
	睡眠、食欲良好，大、小便正常
	性格随和开朗，平时患病较少，对自然环境和社会环境适应能力较强
调养建议	此类人群重在注意治未病，饮食应有节制，不要过饥过饱和过冷过热，注意劳逸结合，保证充足的睡眠时间
膳食建议	平时可多吃杂粮、蔬菜瓜果，少食过于油腻及辛辣之物。年轻人可选择一些强度大的运动，比如跑步、打球，老年人则适当散步、打太极拳
代茶饮	五香茶——佩兰、玫瑰花、月季花等。药茶包，每天1袋，冲泡

这样健康的舌头，我在临床上基本上没看到过，怎么着我都能从舌头上看出一星两点的不好，所以我没看到，也没找到，我就不放舌照了，包括本书前面所述的正常舌，在我眼中都有缺憾

二、阳虚体质——畏寒怕冷，应温补肾阳

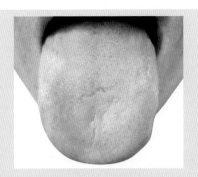

舌淡，苔白

	体质特点
阳虚体质	这类人肌肉不健壮，总是手脚发凉，胃脘部、背部或腰膝部怕冷，衣服比别人穿得多，夏天不喜欢吹空调，喜欢安静
	吃或喝凉的食物不舒服，容易大便稀溏，小便颜色清而量多
	性格多沉闷、内向
	发病多为寒证，易患腹泻、阳痿、关节疼痛、老年性慢性支气管炎等，女性易患痛经、不孕
调养建议	阳虚体质的人要注意温阳补气。此类人容易受寒邪侵袭，因此，平时起居要注意保暖，特别是背部及小腹部位；要多运动、多晒太阳；也可自行按摩气海、足三里、涌泉等穴位，或经常灸足三里、关元，或在中医的指导下服用黄芪、人参、金匮肾气丸等补气温阳的药物

膳食建议	◆ 可多食牛肉、羊肉、狗肉、鹿肉、韭菜、生姜、葱、辣椒、花椒、胡椒等温阳之品，少食黄瓜、藕、梨、西瓜、荸荠等生冷寒凉食物，少饮绿茶。 ◆ 推荐药膳"当归生姜羊肉汤"：当归20g，冲洗干净，用清水浸软，切片备用；羊肉500g剔去筋膜，放入开水锅中略烫，除去血水后捞出，切片备用；当归、生姜、羊肉放入砂锅中，加清水、料酒、食盐，旺火烧沸后撇去浮沫，再改用小火炖至羊肉熟烂即成。此方为汉代张仲景名方，有温中补血、祛寒止痛的功效，特别适合冬季食用
代茶饮	养肾茶——淫羊藿、地骨子等。药茶包，每天1袋，冲泡

三、阴虚体质——缺水怕热，要养阴润燥

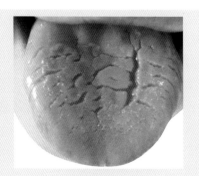

舌质红，无苔

	体质特点
阴虚体质	阴虚体质的人体形多瘦长，经常感到手、脚心发热，脸上冒火，面颊潮红或偏红，耐受不了夏天的暑热，常感到眼睛干涩，口干咽燥，总想喝水，皮肤干燥，容易失眠，大便干结
	性情急躁，外向好动
	易患咳嗽、干燥综合征、甲状腺功能亢进症、糖尿病、闭经等
调养建议	◆ 这类人群应注意养阴润燥，中午保持一定的午休时间。 ◆ 避免熬夜、剧烈运动，锻炼时要控制出汗量，及时补充水分。阴虚之人可选择太极拳、气功等动静结合的传统健身项目。 ◆ 另外，阴虚的人更要注意克制情绪，正确对待顺境和逆境，可酌情服用六味地黄丸、杞菊地黄丸等药物来调理
膳食建议	◆ 可多吃猪瘦肉、鸭肉、蜂蜜、乳制品、鱼类、绿豆、冬瓜、芝麻、百合等甘凉滋润之品，少吃燥烈食物，如羊肉、韭菜、辣椒、葵花子等性温燥烈之品。 ◆ 推荐药膳"莲子百合煲瘦肉"：用莲子 20g、百合 20g、猪瘦肉 100g，加水适量同煲，肉熟烂后用盐调味食用，每日 1 次。有清心润肺、益气安神之功效。适用于阴虚体质见干咳、失眠、心烦、心悸等症者食用
代茶饮	养阴茶——麦冬、栀子等。药茶包，每天 1 袋，冲泡

四、痰湿体质——易肥胖，重健脾化湿

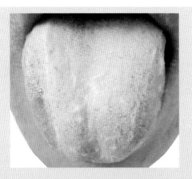

胖大舌为基础，再加白苔或者白腻苔

	体质特点
痰湿体质	这类体质的人一般体形肥胖，腹部肥满松软
	出汗多而黏腻，手足心潮湿、多汗，常感到肢体酸困沉重、不轻松
	面部经常有油腻感，嘴里常有黏黏或甜腻的感觉，平时痰多，舌苔厚腻
	性格温和，处事稳重，为人恭谦，多善忍耐
	易患糖尿病、中风、眩晕、咳喘、痛风、高血压、冠心病等；对梅雨季节及潮湿环境适应能力差
调养建议	痰湿体质的养生原则是健脾利湿、化痰泄浊。痰湿之人应多进行户外活动，比较适合的有散步、慢跑、球类、游泳、八段锦等。此类人因形体肥胖，易于困倦，故活动量应逐渐增强

膳食建议	◆ 饮食上应少食肥甘厚味，酒类也不宜多饮，且勿过饱；可多吃白萝卜、荸荠、紫菜、海蜇、洋葱、大枣、白扁豆、薏苡仁、包菜、冬瓜、山楂、赤小豆、金针菜、鲤鱼、鲫鱼、陈皮、玉米须、茴香等健脾利湿、化痰祛痰的食物。 ◆ 推荐药膳"山药冬瓜汤"：山药50g，冬瓜150g，放至锅中慢火煲30分钟，调味后即可饮用，可健脾、益气、利湿
代茶饮	除湿茶——茯苓、泽泻、肉桂等。药茶包，每天1袋，冲泡

五、湿热体质——爱出油、长痘，易怒，宜清热利湿

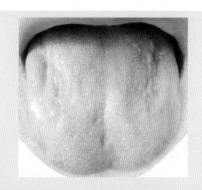

胖大舌为基础，再加黄苔或者黄腻苔均为湿热舌

	体质特点
湿热体质	湿热体质的人，面部油光发亮，脸上易生粉刺，皮肤易瘙痒

湿热体质	常感口苦、口臭，舌质偏红，苔黄腻
	大便黏滞不爽，小便有发热感，尿黄，女性常带下色黄，男性阴囊总是潮湿多汗
	性格多急躁易怒；对湿环境或气温偏高，尤其夏末秋初，湿热交蒸气候较难适应
调养建议	◆ 这类人应注意清热利湿，保证情志的畅达、平稳，心情愉悦，气机运行通利，脾运化正常，水湿代谢才正常。避免居住在低洼潮湿的地方，居住环境宜干燥、通风。
	◆ 盛夏暑湿较重的季节，要减少户外活动的时间。不要熬夜或过于劳累，必须保持充足而有规律的睡眠。
	◆ 适合做高强度、大运动量的锻炼，如中长跑、游泳、爬山、各种球类、武术等。夏天由于气温高、湿度大，最好选择凉爽时锻炼
膳食建议	◆ 在饮食上应以清淡为主，可多食红小豆、绿豆、芹菜、黄瓜、藕等甘寒、甘平的食物。少吃羊肉、韭菜、生姜、辣椒、胡椒、花椒等甘温滋腻及火锅、烹炸、烧烤等辛温助热的食物。
	◆ 推荐药膳"泥鳅炖豆腐"：泥鳅500g，去腮及内脏，冲洗干净，放入锅中，加清水，煮至半熟，再加豆腐250g，食盐适量，炖至熟烂即成。可清利湿热
代茶饮	除湿茶——藿香、佩兰、生姜等。药茶包，每天1袋，冲泡

六、气郁体质——失眠忧郁，可理气解郁

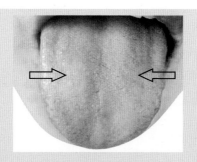

肝郁久者大部分开始出现肝郁线

（注：舌边与舌中相连接处会出现泾渭分明线）

	体质特点
气郁体质	这类体质的人一般形体瘦者为多；常感到闷闷不乐、情绪低沉，易紧张、焦虑不安，多愁善感或容易受到惊吓
	常感到乳房及两胁部胀痛，常有胸闷的感觉，经常无缘无故地叹气，容易心慌、心跳快，喉部经常有堵塞感或异物感，容易失眠
	性格内向不稳定，忧郁脆弱，敏感多疑；易患失眠、抑郁症、神经官能症等
	对精神刺激的适应能力较差，不喜欢秋冬天和阴雨天
调养建议	◆ 理气解郁是此类人群的调养原则，此外，气郁体质的人居住环境应安静，保持有规律的睡眠，睡前避免饮茶、咖啡和可可等具有提神醒脑作用的饮料。 ◆ 也可在中医指导下服用逍遥散、舒肝和胃丸、开胸顺气丸、柴胡疏肝散、越鞠丸等调节

膳食建议	◆ 可多食小麦、葱、蒜、黄花菜、海带、萝卜、柑橘、山楂、玫瑰花等具有行气、解郁、消食、醒神作用的食物。 ◆ 推荐药膳"百合莲子汤"：百合100g，干莲子75g，冰糖75g。将百合浸泡一夜后，冲洗干净。莲子浸泡4小时，冲洗干净。将百合、莲子置入清水锅内，武火煮沸后，加入冰糖，改用文火继续煮40分钟即可，有安神养心、健脾和胃的功效
代茶饮	解郁茶——玫瑰花、郁金等。药茶包，每天1袋，冲泡

七、气虚体质——易疲劳，反复感冒，需健脾补气

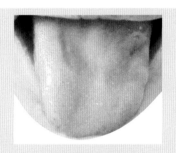

舌质淡或者略胖

	体质特点
气虚体质	这类体质的人一般肌肉不健壮，容易呼吸短促，接不上气
	其性格内向，情绪不稳定，胆小，不喜欢冒险

气虚体质	喜欢安静，不喜欢说话，说话声音低弱；容易感冒，常出虚汗，经常感到疲乏无力
	平时体质虚弱，易患感冒，或发病后因抗病能力弱而难以痊愈，易患内脏下垂；对外界环境适应能力弱，不耐受寒邪、风邪、暑邪
调养建议	可以做一些柔缓运动，如散步、打太极拳等为主，平时可按摩足三里穴。常自汗、感冒者可服玉屏风散预防
膳食建议	◆ 多吃具有益气健脾作用的食物，如山药、黄豆、白扁豆、香菇、大枣、桂圆、蜂蜜等。 ◆ 推荐药膳"黄芪童子鸡"：取童子鸡1只洗净，用纱布袋包好生黄芪9g，取一根细线，一端扎紧纱布袋口，置于锅内，另一端则绑在锅柄上。在锅中加姜、葱及适量水煮汤，待童子鸡煮熟后，拿出黄芪包。加入盐、黄酒调味，即可食用。可益气补虚
代茶饮	补气茶——黄芪、雀脑等。药茶包，每天1袋，冲泡

八、血瘀体质——血脉不畅，易健忘，需活血化瘀

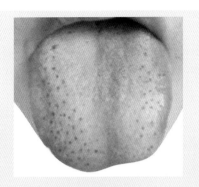

舌质紫暗

	体质特点
血瘀体质	血瘀体质的人，瘦人居多，皮肤常在不知不觉中出现紫瘀斑（皮下出血），皮肤常干燥、粗糙，还常感到这儿疼那儿疼的
	面色晦暗或有色素沉着、黄褐色斑块，眼眶经常黯黑，眼睛经常有红丝（充血），刷牙时牙龈容易出血
	容易烦躁、健忘，性情急躁
	另外，心脑血管疾病和某些肿瘤也与血瘀有关，应该引起注意
调养建议	这类人的起居不要过于安逸，以免气机郁滞而致血行不畅，要保证足够的睡眠。运动能生阳气，气畅血行，可常参加户外运动。若在运动时出现胸闷、呼吸困难、脉搏显著加快等不适症状，应停止运动，去医院检查。此外，精神愉快则气血和畅，血液流通，有利于血瘀体质的改善

膳食建议	◆ 宜食用行气活血的食物，如山楂、醋、玫瑰花、金橘、黑豆、海带、紫菜等，少食肥肉等滋腻之品。 ◆ 推荐药膳"山楂红糖汤"：山楂10枚，冲洗干净，去核打碎，放入锅中，加清水煮约20分钟，调以红糖进食，可活血散瘀
代茶饮	清瘀茶——当归、雀脑等。药茶包，每天1袋，冲泡

九、特禀体质——常过敏，要益气固表

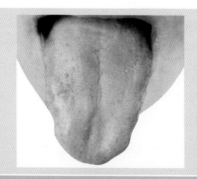

特禀体质	体质特点
	这类体质就是过敏体质，平时即使不患感冒也经常鼻塞、打喷嚏、流鼻涕，容易患哮喘，容易对药物、食物、气味、花粉过敏
	皮肤容易起荨麻疹，或因过敏出现紫红色瘀点、瘀斑

特禀体质	皮肤常一抓就红，并出现抓痕。与西医所说的过敏体质有些相像
调养建议	◆ 这类人在饮食上宜清淡、均衡，多食益气固表的食物，少吃荞麦（含致敏物质荞麦荧光素）、蚕豆、白扁豆、牛肉、鹅肉、鲤鱼、虾、蟹、茄子，以及酒、辣椒、浓茶、咖啡等辛辣食物。 ◆ 要保持室内清洁通风，被褥、床单要经常洗晒。室内装修后不宜立即搬进居住，应打开窗户，让油漆、甲醛等化学物质气味挥发干净后再搬。 ◆ 春季室外花粉较多时，要减少室外活动时间。不宜养宠物，以免对动物皮毛过敏。 ◆ 保持充足的睡眠，积极参加体育锻炼，增强体质。天气寒冷时锻炼要注意防寒保暖，也可遵医嘱服玉屏风散、消风散等具有益气、固表、止汗功效的药物
膳食建议	推荐药膳"固表粥"：乌梅15g，黄芪20g，当归12g，放砂锅中加水煎开，再用小火慢煎成浓汁，取出药汁后，再加水煎开后取汁，用汁煮粳米100g成粥，加冰糖趁热食用
代茶饮	防敏茶——防风、柴胡、乌梅、冰糖等。药茶包，每天1袋，冲泡

此种体质的人多见舌头比较长，属于心比较细，多思虑的人，当然胖大舌或者有肝郁线的人也是比较敏感的，只不过细长舌更敏感罢了。看此舌有肝郁线，舌头还显得胖大了，说明多思多虑后开始伤及脾胃和肾阳

人的体质有很多种，不局限于以上这九种类型，总结出来的九种体质类型，应该说代表了很大一部分人的体质。中医看病讲究辨证论治、因人而异，根据每个人的不同体质来对症下药。实际上，很多人是很多种体质兼杂，需要慧眼识别。因此，不同体质的人要根据自己的身体状况进行调养，这样才能达到事半功倍的效果。

中医舌诊，国医瑰宝；
舌诊断病，医行天下。

中医舌诊，国医瑰宝；
舌诊断病，医行天下。

- 心中有数　手下有度

- 百用百效的艾灸方法
  几十年临床效验集结

- 真人操作演示详细地
  介绍了常用灸法的操
  作步骤、适应证、技
  巧和注意事项

别出心裁地以真人秀图文形式展现了各种灸法的灸治"火候"和灸后局部皮肤变化情况，并有 80 种常见多发病的具体灸疗方法。

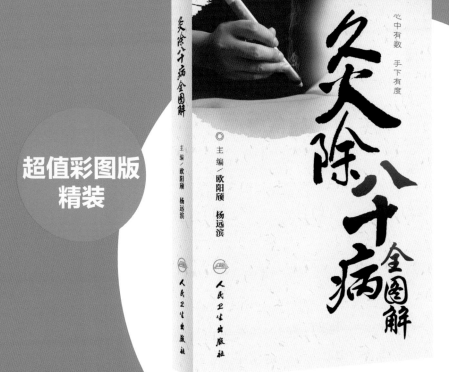

超值彩图版
精装

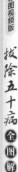

彩图视频版

拔除五十病

全图解

主 编 欧阳颀 杨远滨

全图解

1000余张彩色图片+34个完整操作视频
附有大量拔罐后罐象密码图,便于操作者掌握拔罐疗法的"火候"
以临床实例重点介绍了50种常见多发病的具体拔罐方法

教您轻松掌握拔罐疗法·彩图视频版·

人民卫生出版社
PEOPLE'S MEDICAL PUBLISHING HOUSE

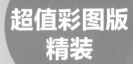

超值彩图版
精装

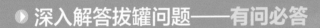

● 深入解答拔罐问题——有问必答

● 系统介绍拔罐知识——应有尽有

● 别出心裁地以真人秀视频形式展现了
各种罐法的操作技巧和不同罐象的临
床意义——视频直播

● 大量操作演示图片详细地介绍了拔罐
疗法的操作步骤、适应证、技巧和注
意事项——图文并茂

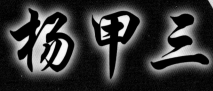
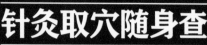
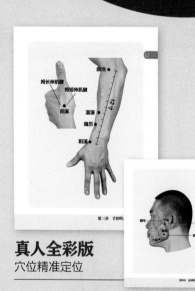
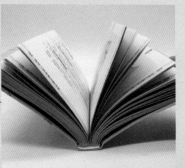